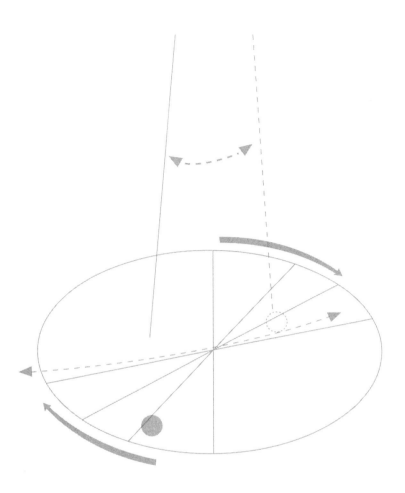

价值医疗

医疗服务新未来

于广军 胡大一 杨莉 编著

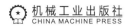

机械工业出版社
CHINA MACHINE PRESS

过度医疗、人口老龄化、新技术发展、医疗质量与安全等因素长期影响着卫生系统的发展。价值医疗强调以同样或较低的成本取得医疗质量或医疗效果的最大化，旨在追求高性价比的医疗服务。这一理念一经提出，就得到卫生治理者和实践者的大力支持，至今方兴未艾，并在多国得到丰富的实践与探索。

我国新一轮医改工作经过十多年的持续探索取得显著成效，全民基本医保制度初步建立，药品价格改革及医保支付方式改革正在有力推进。而以公立医院为主体的医疗服务供给侧改革成为下一轮医改工作的重要任务。2021 年 6 月，国务院办公厅印发《关于推动公立医院高质量发展的意见》，对未来 5 年公立医院发展提出了"三个转变、三个提高"的新要求。

在此背景下，本书从价值医疗的概述及国际进展、医疗价值缺失的困境、价值医疗下的医院运营管理、价值医疗实施的公共政策保障机制、基于价值重塑医疗供给新格局和价值医疗的未来展望 6 个方面，结合当前医疗服务体系改革的新形势，向业内同行普及价值医疗的核心理念，以及未来如何重塑基于价值的医疗服务供给新格局。

图书在版编目（CIP）数据

价值医疗：医疗服务新未来／于广军，胡大一，杨莉编著. —北京：机械工业出版社，2023. 5
ISBN 978－7－111－73138－2

Ⅰ. ①价… Ⅱ. ①于… ②胡… ③杨… Ⅲ. ①医疗卫生服务-价值-研究-中国 Ⅳ. ①R199. 2

中国国家版本馆 CIP 数据核字（2023）第 082648 号

机械工业出版社（北京市百万庄大街 22 号　邮政编码 100037）
策划编辑：朱鹤楼　　　　　　　责任编辑：朱鹤楼　廖　岩
责任校对：薄萌钰　张　征　　　责任印制：李　昂
河北宝昌佳彩印刷有限公司印刷
2024 年 1 月第 1 版第 1 次印刷
145mm×210mm · 8. 625 印张 · 3 插页 · 157 千字
标准书号：ISBN 978－7－111－73138－2
定价：69. 00 元

电话服务　　　　　　　　　　　网络服务
客服电话：010－88361066　　　机　工　官　网：www. cmpbook. com
　　　　　010－88379833　　　机　工　官　博：weibo. com/cmp1952
　　　　　010－68326294　　　金　书　网：www. golden-book. com
封底无防伪标均为盗版　　　机工教育服务网：www. cmpedu. com

推荐序

我国的大健康产业正迎来前所未有的发展机遇，这不仅得益于党中央、国务院及各级政府管理部门的坚定支持，也受益于广大人民对健康和美好生活的强烈向往和需求。作为专注于医药医疗大健康领域的展览和会议的组织者，国药励展公司在过去的发展历程中，跟随时代的节拍，通过不断完善自身的平台建设，发展范围从原有的医药医疗领域延伸至食品、体育、化妆品等大健康领域。

我们有幸亲历了我国大健康产业波澜壮阔的发展历程，同时也见证了贯穿大健康产业链的创新力量，立足于产业前沿，持续引领推动产业的科技进步与高质量发展。我们也欣喜地看到，越来越多的机构和有识之士投身到我国的大健康事业建设中来。2017 年"世界媒体 500 强"之一的机械工业出版社，与我们一起合作打造开放式产业研究平台，通过整合产业专家的智库资源，进行系统的选题研究和图书出版，使产业专家能"观"能"执"的智慧分享进一步突破时空的限制，为人类健康的共同事业、为以"健康梦"托起"中国梦"积极献力。

"国药励展·大健康产业新知"图书是我们与机械工业出版社共同打造的第一项专业研究产品，汇聚了双方共同组建的"大健康产业专家委员会"中众多专家学者的真知灼见，相信能给予国内大健康产业的企业经营者、创业者、市场及产业研究者、投资者以启迪和参考。

　　"国药励展·大健康产业新知"图书首次在第 80 届中国国际医疗器械博览会（CMEF）上推出，共计 5 种，分别是《精准医疗：未来医疗新趋势》《重构大健康：创新时代商业模式的未来》《医疗投资：基于价值的投资逻辑和实操》《医疗＋保险：如何构建跨界融合生态圈》《AI＋医疗健康：智能化医疗健康的应用与未来》。推出之后，受到了业界的广泛好评，但这仅仅是双方合作计划的开始。在此基础上，2019 年 10 月，在第 82 届中国国际医疗器械博览会上，我们又推出了该系列的最新研究成果，共计 5 种，分别是《5G＋医疗：新技术如何改变医疗产业商业模式》《医疗后市场：商业模式与投资热点》《医疗投资：资本如何赋能医疗产业（案例篇)》《医疗机器人：产业未来新革命》《医疗机构的战略管理：利益相关者管理方法》，2022 年筹备推出《智慧医院：技术创新和产业生态构建》《价值医疗：医疗服务新未来》和《未来医疗：医疗 4.0 引领第四次医疗产业变革》。未来，我们还将依据产业发展的热点与变革，持续推出该系列研究产品的后续内容，从前沿新知到实践探索，出版更多优秀的图书，助推医疗产业的技术发展与科技创新。

　　择善固执，莫忘初衷。在此，谨以这些研究成果的出版，为健康产业的高质高效发展，也为"健康中国"的实现略尽绵薄之力。

国药励展董事总经理

胡昆坪

目　录

第1章 价值医疗的概述及国际进展

1.1 价值医疗概念的起源

卫生费用过快增长已经成为许多国家和地区共同面临的挑战。根据世界银行（The World Bank）给出的数据，按美元现价计算，世界人均卫生费用从 2000 年的 479.83 美元增长到 2018 年的 1110.82 美元，年均增长率为 4.77%；而同一时期，世界人均 GDP 年均增长率按美元现价和购买力平价计算分别为 4.13% 和 4.28%，低于人均卫生费用的增长速度。全球卫生费用占 GDP 的比重从 2000 年的 8.69% 增长到 2018 年的 9.85%。发达国家面临的挑战尤为严峻，部分国家的卫生费用占 GDP 的比重已经超过 10%，美国甚至达到 17%。与发达国家相比，中国的卫生费用占 GDP 的比重相对较低，但是增长速度较快，从 2000 年的 4.6% 增长到 2018 年的 6.6%。在卫生费用快速增长的同时，健康结果和医疗质量似乎并未呈现同等幅度的改善。以人均期望寿命为例，随着人均卫生费用的增加，人均期望寿命的增长幅度逐步减缓。除了人类寿命存在极限等自然因素，医疗卫生服务体系的碎片化也是导致这一现象出现的主要原因。

随着医学的不断发展及新技术和新项目在临床的普及，在带来更好的技术效应、惠及广大患者的同时，如果不严格规范新技术和新项目在临床的使用，不严格把握适应证，必将带来新一轮的过度医疗问题。关于过度医疗，主要体现在 3 个方面：① 在医疗检查方面，可以用简单方便的检查技术，却使用了费用昂贵的高精尖技术以提高大型设备的使用率；② 在治疗方面，不少医务人员在治疗过程中使用昂贵药品而不愿用普通药品，更愿用昂贵的高级技术材料而不愿用普通且安全的技术材料；③ 在医疗保健方面，一些高精尖的技术被普遍应用到了普通检查或健康体检上，一些药品经医务人员之手推销给了健康人或患者。

过高的卫生费用将在很大程度上增加国家、社会和个人的总体负担，为卫生筹资和医疗保障体系的可持续运行带来风险，对卫生服务提供体系提出更高的要求：一方面要保证医疗服务全民覆盖公平可及；另一方面要追求单位成本健康产出最大化。为了评价真正带来患者临床结局改善和社会总体价值提升的卫生技术，目前我们常应用卫生技术评估（HTA）。成本效果分析（CEA）和成本效用分析（CUA）是目前许多 HTA 机构采用的首选方法。但 CEA 和 CUA 主要参考的指标是质量调整生命年（QALY），这一指标并不能充分反映患者的经历和偏好，同时决策者所有与价值相关的考虑（如更广泛的创新和社会经济影响）并没有充分反映在 CEA 和 CUA 模型中。因此，充分考虑卫生技术的价值成了必然趋势。

1.2　如何定义医疗服务的价值

价值医疗（Value-Based Healthcare）的概念最早是由哈佛大学教授迈克尔·波特（Michael Porter）于 2006 年提出的，其基本定义为每单位成本的医疗保健产出，其核心理念是追求具有高性价比的医疗服务。从微观层面看，价值医疗是指以同样或较低的成本实现医疗质量或医疗效果的最大化，用公式表示为：

价值 = 与患者情况有关的一组结果（Outcomes）/与整个保健周期有关的结果的成本（Costs）⊖

从宏观层面看，美国医疗保健改善研究所 IHI 于 2007 年基于价值医疗理念提出了卫生体系的"三重目标框架"，即改善人群健康、改善患者就诊体验、减少人均医疗费用。美国

⊖　胡善联. 购买有价值的医疗卫生服务 [J]. 卫生经济研究，2019，36（2）：3 - 6.

面对医疗费用的快速增长和浪费的现状，开始将质量和安全与医疗保健成本联系起来，提高医疗服务过程中的成本意识。具体的解决办法包括培养成本意识和渗透循证医学、改变患者的角色、推荐高价值药物处方、使用高价值筛查和预防策略、转变激励机制（从按数量补偿转变为按价值补偿）、采用"价值医疗"干预的目标——"COST"框架［即从文化（Culture）、监督（Oversight）、系统变革（Systems）和培训（Training）四个方面探索可以避免过度医疗的框架］等。以推荐高价值药物处方为例，通过设置药物组别、定期检查患者药物清单以减少不必要或无效药物及选择仿制药从而控制药物费用，寻求以合适的价格为患者提供更有价值的药物方案。至此，"价值医疗"一词开始受到关注。

价值医疗理念主要基于3个基本原则⊖。① **为患者创造价值**。在价值医疗中，患者是整个医疗系统的核心。为患者创造价值就是在微观层面，根据患者的支付能力和一定的成本，通过全生命周期、全流程医疗照护的保健，实现患者的健康价值；在宏观层面，以人为中心提供优质、安全、有效、及时、公平、高效的健康和医疗服务。② **针对患者细分群体制**

⊖ 金春林，王海银，孙辉，等. 价值医疗的概念、实践及其实现路径［J］. 卫生经济研究，2019，36（2）：6-8.

定健康和医疗干预措施。为患者创造价值的关键是识别患有同一疾病或具有类似风险状况的人群，同时关注特定的患者细分群体，明确相关的临床疗效和成本，并且在此基础上，为细分患者群体制定有针对性的健康和医疗干预措施，从而提升医疗价值。③ **系统衡量医疗结果和成本**。从患者全流程、全周期的健康促进和医疗照护出发，系统性地衡量以患者为中心的临床疗效及相关的成本。

实现价值医疗需要 4 个基本要素：**医学信息学支持系统，对标分析、研究和相关工具，支付体系，医疗服务体系**。其中，医学信息学支持系统是指将数据标准、信息技术基础设施和分析能力相结合，从而系统性地跟踪和分析医疗效果、相关风险调整因素、对具体人群的干预措施和相应的医护成本。对标分析、研究和相关工具是指在以上数据收集和分析的基础上，通过确认治疗效果的差异和临床最佳实践，开展系统的对标分析，推动临床实践和服务模式的持续改进；为临床试验研究开展和创新寻找新数据源；最终为临床医生和患者开发严谨可靠的临床决策支持系统，促进医患共同决策，优化临床干预措施和医疗效果。支付体系是指转变传统的按服务项目付费等支付方式，优化按人头付费等支付方式，从全局性和系统性出发设计支付体系，更加关注医疗价值；探索基于价值的药品和医疗器械新型定价策略和支付方式。医疗服务体系是指围绕医疗价值理念和要求，重新定义医疗服务机构的定位和组织构架，推进不同层级和类型的医疗卫生机构之间的整合和协作，建立跨学科团队以提供综合性、连续性服务，推动医疗服务模式和药品器械相关企业持续创新。

1.3　医疗服务价值的测量及评价进展

准确定义什么是价值及如何度量价值也是一个很大的挑战。目前已经有一些价值框架得到发展，同时也有相应的价值评估方法被提出，以形成一个透明而全面的过程来评估创新卫生技术的价值，并且尽可能考虑重要的利益相关者。通用合理的价值评估方法可以筛选出真正有利于患者的创新卫生技术，并通过价值评估确定其相应的定价及支付策略，以满足患者的临床需求，同时排除并非真正创新的医疗技术，减少其不必要的使用，避免过度医疗。

在医疗卫生领域，"价值"可用以下函数计算：

$$\text{Value} = f\,(\,a_{ij}\,,\ b_{ij}\,,\ c_{ij}\,,\ d_{ij}\,,\ \cdots,\ n_{ij}\,)$$

式中，a，b，$\cdots$，n 代表不同价值维度；i 代表某卫生技术/服务在该维度的价值；j 代表不同价值维度的权重。

1.3.1　卫生技术的价值评估框架

对于现存的价值框架，主要包括：国际药物经济学和结果研究学会（ISPOR）提出的价值框架，美国、欧洲的价值框架，以及由阿瑞斯·安杰利斯（Aris Angelis）和帕诺斯·卡纳沃斯（Panos Kanavos）提出的框架。各个价值框架都有其特定的决策环境、主要的利益相关者、关键的价值维度及相应的理论基础。

1. ISPOR 价值评估框架

2016 年 ISPOR 成立特别工作组，通过摘要征集、专家访谈及学术会议，发表了一系列文章以描述价值的概念基础及其在决策制定中的作用，并总结现存的价值框架，以及推荐在价值的定义和实施及未来研究领域中的优良做法。

关于卫生保健中价值的相关元素，ISPOR 给出了如下的 12 个维度（见图 1-1）。其中，质量调整生命年和净成本是核心价值元素；生产力和依从性的提高因素是常见的但使用不一致的价值元素；不确定性降低、对被传染的担忧、保险价值、疾病严重程度、希望的价值、实物期权价值、公平性和科学溢出效应是潜在的创新价值元素。同时，质量调整生命年、净成本和依从性的提高因素是传统支付者或健康计划角度中包含的价值元素；其余的价值元素是社会角度中包含的其他价值元素。

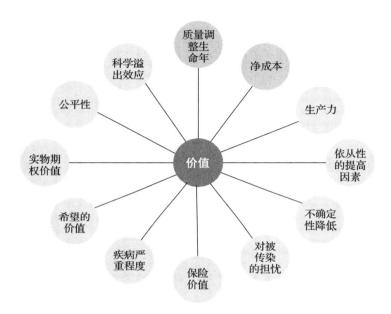

图 1-1　ISPOR 价值框架

2. 美国价值框架

ISPOR 的系列报告对美国现有的价值框架及其优势和局限性进行了介绍。美国现有的价值框架由临床与经济审评研究所（ICER）、纪念斯隆－凯特琳癌症中心（MSKCC）、美国心脏病学会/美国心脏协会（ACC/AHA）、美国临床肿瘤协会（ASCO）及美国国立综合癌症网络（NCCN）提出，涉及医保覆盖范围、可及性、定价、确定适当的临床路径及支持临床医生与患者共同决策。这些价值框架在定义和衡量价值方面是多种多样的，并且它们都必须在自己的决策环境中对价值进行评估。

其中，ICER 框架涉及健康计划覆盖范围和报销决策，使用 CEA 和 QALY 来支持群体水平的建议，包括支付方、卫生部门或社会角度，并估算人口水平的预算影响，以适应可负担性。ACC/AHA 框架旨在支持临床指南和临床路径的发展。ASCO 和 NCCN 框架面向临床医生和患者对癌症治疗药物的共同决策，避开 QALY 以支持分类的结果测量，主要取决于肿瘤学界广泛认可的益处和危害的范围，其他类似的框架为欧洲临床肿瘤协会（ESMO）提出的框架。MSKCC 框架中的"药价算盘"（DrugAbacus，有关药价的评价系统）面向政策制定者，允许用户指定他们愿意为卫生服务付费的程度，以及他们对创新和开发成本的重视程度。该系统确定"基于价值"的价格，并将其与价格表进行比较。

以上提到的框架具有各自的优势和局限性。从方法论来讲，ASCO 和 ACC/AHA 框架，并非基于 QALY，缺乏概念基础，忽略了成本或结果的关键组成部分。例如，ASCO 框架忽略了几个关键的价值组成部分，没有完全考虑护理成本，并使用主观的方法来分配价值点。ASCO 和 ACC/AHA 框架也被指出没有明确的方法来反映不确定性。

从有效性和可靠性来讲，ASCO 和 ESMO 框架表现出良好的评估者间信度，即不同的评估者对每种评估工具给予相似的评分。而 ICER 框架的评估者间信度并不高，这可能是因为其证据评级矩阵的性质，以及该评估矩阵没有用数字来进行评分。

从价值框架的指导原则来讲，许多研究人员和组织都制定了他们认为应该指导价值框架开发和使用的"良好原则"清单，包括透明的流程、考虑患者关怀的个性化决策、如何收集高质量证据等。而 ASCO 框架在框架设计和价值评估方面缺乏耐心，ICER 仅提供有限的基础经济模型的分析。

3．先进价值树（AVT）框架

阿瑞斯·安杰利斯和帕诺斯·卡纳沃斯两位学者提出了一种以价值树的形式评估新药价值的通用模型。这是一种脱离传统经济学评价，使用决策理论和多标准评价方法的评价模型。在构建价值树时，有 3 种方法：一种是自上而下法，是基于价值的思考；另一种是自下而上法，是基于替代方案的思考；还有一种是将上述两种方法结合。为了能在不同决策环境中计算出总体价值，阿瑞斯·安杰利斯和帕诺斯·卡纳沃斯采取了第一种方法。他们采用了五阶段迭代模型构建过程。首先，他们基于对法国、德国、瑞典、英国、意大利、荷兰、波兰、西班牙文献的系统回顾，总结出最常被考虑的价值维度，包括疾病负担、治疗影响、安全概况、创新水平、社会经济影响、效率考虑和其他。然后，他们结合专家咨询和反馈，在框架中纳入了前五个维度（见表 1 - 1），以此作为顶级的标准集群，并进一步确定相应的中级标准和底层的子标准或属性，最终构建出先进价值树框架（见图 1-2）。

表 1-1 不同国家的价值维度及其使用强度

价值维度		法国	德国	瑞典	英国	意大利	荷兰	波兰	西班牙
疾病负担	严重性	***	**	**	**	*	**	**	**
	可用性	***	*	*	***	*	**	*	**
	患病率	*	**	*	*	**	**	**	**
治疗影响	直接/有意义的终点	***	***	***	***	***	***	***	***
	间接/替代终点	**	**	**	**	**	**	**	**
安全概况	药物不良事件	***	***	***	***	***	***	***	***
	耐受性	**	**	**	**	**	**	**	**
	禁忌证和警告	**	**	**	**	**	**	**	**
创新水平	临床创新	***	*	*	*	**	**	***	**
	治疗性质	***	*	*	**	✗	*	***	**
	易用性、舒适	*	*	**	*	✗	*	✗	*
社会经济影响	公共卫生	**	**	**	*	**	***	***	*
	预算影响	*	***	**	***	**	**	***	**
	社会生产力	*	**	***	**	*	**	*	**

注：作为评价标准的不同价值维度使用强度的差异：三颗星（***）表示最高使用强度；两颗星（**）表示中等使用强度；一颗星（*）表示最低使用强度；无星号（✗）表示没有以任何方式将这个价值维度视为评价标准。

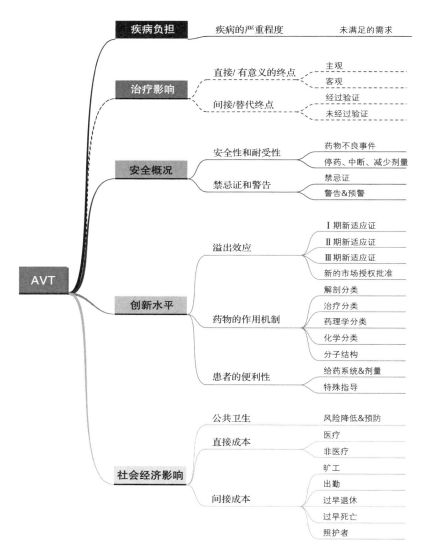

图 1-2　先进价值树（AVT）框架

AVT 框架包括：① 疾病负担，其中包含了疾病的严重程度和未满足的需求；② 治疗影响，其中包括直接/有意义的终点和间接/替代终点；③ 安全概况，通过安全性和耐受性来衡量，同时也可通过禁忌证和对特定人群的警告来反映；④ 创新水平，其中包括溢出效应、药物的作用机制和患者的便利性；⑤ 社会经济影响，其中包括公共卫生、直接成本和间接成本 3 个部分。

4．现有价值框架对比

阿瑞斯·安杰利斯和帕诺斯·卡纳沃斯也对现有价值框架进行了对比（见表 1－2），总结了各个价值框架的决策环境、关键参与者、价值参数、概念基础和优势。

1.3.2 卫生技术的价值评估方法

决策分析是对影响决策的各种因素进行权衡的一个逻辑过程。决策模型需要用一个基本结构来整合不确定性、价值及不同利益集团的偏好。传统的成本效果分析由于指标单一、未考虑决策所需的多个价值维度，不能很好地应用于创新药物的定价与报销决策中。除了价值评估框架，近年来各个国家也发展了不同的价值评估方法，其中多准则决策分析（MCDA）通过提供更全面的价值评估视角和框架，具有更优的结构和透明度，已成为解决目前卫生技术评估缺陷的一种可能选择。

表 1-2　现有价值框架对比

框架	美国心脏病学会/美国心脏协会（ACC/AHA）提出的框架	美国临床肿瘤协会（ASCO）提出的框架	欧洲临床肿瘤协会（ESMO）提出的框架	临床与经济审评研究所（ICER）提出的框架	纪念斯隆-凯特琳肿瘤症中心（MSKCC）提出的框架	美国国立综合癌症网络（NCCN）提出的框架	罕见病药准入协调工作组 MoCA-OMP	先进价值树（AVT）框架
决策环境	临床实践	共同决策	临床实践	覆盖/报销	定价	共同决策	定价和报销	卫生技术评估
关键参与者	医生	患者，医生	医生	支付者	支付者，提供者	患者，医生	支付者，厂商	所有利益相关者
价值参数	－临床效益与风险 －"价值"（成本效果）	－临床效益（功效） －毒性（安全性） －成本（效率）	－评估的危险比的变异性 －观察到的治疗结果的绝对差异	－临床照护价值（比较临床效果、额外收益、每一结局的增量成本） －卫生系统价值（预算影响）	－每一生命年的货币价值 －毒性 －创新 －发展面的成本 －罕见疾病负担、人群疾病负担、未满足需求、预后	－方案的有效性 －方案的安全性 －证据的质量 －证据的一致性 －方案的可承受性	－可得备选方案、未满足的需求 －相对有效性 －应答率 －确定性程度	－疾病负担 －治疗影响 －安全概况 －创新水平 －社会经济相关影响

概念基础	利益相关者咨询（ASCO 癌症护理的价值工作组）	利益相关者咨询（由 ESMO 教育委员和一个生物统计学家团队提供意见，随后是 ESMO 专责小组，ESMO 指导委员会和一系列受邀专家）	利益相关者咨询（来自 ICER 政策制定小组的投入，包括所有主要利益相关者小组的代表）	由一组临床专家开发	利益相关者咨询（NCCN 小组成员）	利益相关者咨询（MoCA 工作小组，由多个欧盟国家的志愿者组成）	文献综述；利益相关者咨询（高级卫生技术评估和研讨会参与者、国家专家）；决策理论
优势	净健康效益评分和成本评列不说明，通过充分知情的决策，促进患者的决策过程；证据质量明确排序；推荐类别分别给出，而不是列出；不是与证据的水平/质量作为单一度量标准一起给出均值	评估的危险比的变异性和观察到的治疗结果的绝对差异都得到了明确的说明	将一项技术的价值与其预算影响相结合	包括一系列与药物和疾病相关的领域	易于理解，简单的可视化产出	简单，易于理解和实际使用	价值维度的多样性；的定量对权重的分配；透明、广泛的利益相关者参与；决策理论基础

MCDA 由拉尔夫·基尼（Keeney）和霍华德·雷法（Raiffa）于 1976 年首次提出，是一种适用于多重目标的决策理论的拓展应用，是一种综合运用多个通常情况下相互冲突的评价准则进行总体评价的方法。它源于运筹学，广泛运用于交通、移民、教育、投资、环境、能源、国防等领域，在卫生保健领域也并非新生事物，主要用于获益风险分析、资源分配、组合决策分析、医患共同决策和患者卫生服务可及性优化等方面。因此，将其用于卫生技术评估领域属于"老方法解决新问题"。

根据 ISPOR 针对 MCDA 的相关报告，目前 MCDA 模型方法主要有 3 种类型：① **价值测量法**，包括多属性价值理论（MAVT）和多属性效用理论（MAUT）；最常使用加法模型，将每一准则得分乘以权重，再将所有准则的得分相加得到总分进行总分比较。② **优先级别排序法**，基于每一个评价准则进行成对比较，最后得到排在第一的方案。③ **参考水平模型**或满意度和期望水平法，是指寻找在每个准则上达到预定义的最低表现水平的替代方案的方法。上述这些方法广泛地基于线性规划技术。

ISPOR 的报告中所提出的实施 MCDA 的步骤（见表 1 - 3）为：① 定义决策问题；② 选择和构建评价准则；③ 收集评价准则的实测值；④ 对评价准则赋分；⑤ 为准则赋予权重；⑥ 总分计算；⑦ 敏感性分析；⑧ 针对结果给出报告和进行检

验。对于权重部分，可以采用 0 ~ 100 的评分或者基于随机效用理论的离散选择实验（DCE）。总分计算时简单相加模型是最常运用的，因为其简单而易于被决策者理解，但需要满足偏好独立性。否则，我们就需要使用乘法模型或多元线性模型，但这两者的误差更大。对模型和结果的验证不可或缺，这需要我们进行敏感性分析和稳健性分析。

表 1 - 3　基于价值测量法的 MCDA 的实施步骤

步骤	描述	方法及备注
定义决策问题	确定目标、决策类型、可选方案、利益相关者、需要的产出	对两个评价对象进行二选一，或者对多个评价对象进行评分、分类、排序
选择和构建评价准则	确定与被评估方案相关的评价准则	4 项原则：完整性、非冗余性、不重复、各准则之间最好相互独立 纳入模型的准则可能存在隶属和层级关系，运用"价值树"等工具可帮助建立和优化评价准则 现有相关研究的纳入准则数最少为 3 项，最多为 19 项，平均为 8.2 项
收集评价准则的实测值	收集关于评价准则的备选方案表现的数据，并将其汇总到绩效矩阵中	数据来自干预性或观察性研究，也可以来自被动或主动监测；当缺乏"硬数据"（hard data）时，也可以采用专家评分 当同一准则对应多项试验数据时，可将所有原始试验数据平行纳入分析模型，也有研究者采取首先对原始试验进行 Meta 分析、再将 Meta 分析结果纳入模型的方法

（续）

步骤	描述	方法及备注
对评价准则赋分	反映利益相关者对于评价准则变化的偏好	具体某项评价准则的实测值可以是唯一的，但根据同一实测值、不同利益相关者对该项评价准则的赋分情况通常有所不同。"赋分"是针对一项准则而言的，即综合各利益相关者对该项准则实测值的赋分情况，产生该项准则的最终赋分值。这个过程也是去量纲化的过程，即通过赋值消除了各个实测值的原始单位（千克、毫米汞柱等）
		包括"组合法"和"分解法"两类方法： ① 组合法：二分法、差异法、直接评级［视觉模拟评分（VAS）、分数分配］、简单多属性评级技术、成对比较［层次分析法（AHP）和基于分类衡量属性的评价技术（MACBETH）］ ② 分解法：离散选择实验（DCE）、组合分析、所有备选方案的潜在成对排序（PAPRIKA）
为准则赋予权重	反映利益相关者对不同的评价准则的偏好	第四步（赋分）是针对一项准则，第五步则是针对不同的评价准则 运用较多的是拉尔夫·基尼和霍华德·雷法推荐的"摆幅权重"法（考虑所有替代方案的表现范围） 其他方法：组合法和分解法（同上）
总分计算	根据备选方案在每一评价准则上的得分和相应的权重来获得对备选方案进行排序的"总价值"	对于组合法和PAPRIKA，采用简单加权平均，使备选方案在每一评价准则上的得分和相应的权重相乘再求和 对于组合分析或DCE，将替代方案的表现数据代入回归分析得出的评价函数，以估计每个替代方案的价值（或效用）或成为首选替代方案的可能性 此外，还有乘法模型

（续）

步骤	描述	方法及备注
敏感性分析	进行不确定性分析，以理解结果的稳健性	概率敏感性分析解决参数不确定性的问题 情景分析解决结构不确定性（如评价准则的选择）的问题 利用 MCDA 中的不同利益相关者组的权重和分数来研究亚组之间偏好的异质性
针对结果给出报告和进行检验	解释 MCDA 的结果，包括不确定性分析，以支持决策	可以呈现重要性排序或总分，或者将总分结合成本数据以确定是否物有所值［即计算增量成本价值比（ICVR）、效率前沿（EF）、净效益曲线（NMB）和价格可接受曲线（PAC）］

在卫生技术评估和基于价值的评估（VBA）的背景下应用 MCDA 有 3 个非常明显的优点：首先，MCDA 以一种明确的方式列出一个全面的价值清单，是一个更完整的价值评估，在原则上解决了目前经济学评估的关键限制；其次，在不同评价准则之间分配权重，明确地纳入了各种价值维度的相对重要性，提高了偏好获取过程的透明性；最后，偏好引出的整个过程可以通过利益相关者的直接参与来获知，使得将所有利益相关者纳入价值评估过程成为可能。

尽管如此，在医疗决策的背景下实施 MCDA 的方法学细节还没有得到充分的讨论，在卫生技术评估中如何实施 MCDA 也没有足够的指导。同时，对于确定参与 MCDA 实验的利益相关者的类型和数量所选择的方法也缺乏一致性，需要我们进一步制定关于每个利益相关者投入的最低要求的 MCDA 准则，以确保 MCDA 结果的可信度和代表性。我们面临的挑战还有：方法上的挑战包括简单相加模型是否适用及评估机会成本的其他方法是否有效；实用性上的挑战包括如何调整来自其他决策环境的意见、对技术能力的投资及如何确保 MCDA 反映当地的文化和社会因素。

1.4　价值医疗实践的全球经验

1.4.1　美国——医保管理推动医疗体系价值转型

美国的价值医疗主要是由医疗保险与医疗救助服务中心（CMS）领导和推进的。2010 年，美国通过《患者保护与平价医疗法案》，标志着"奥巴马医改"拉开了序幕。2010 年 11 月，美国成立了医疗保险和医疗救助创新中心（CMMI），负责评估和衡量 CMS 各项创新的医疗服务模式和价值支付方案的效果。为了加速价值医疗的发展，奥巴马政府又于 2015 年签署了《医保可及性和儿童健康保险项目重新授权法案》（MACRA），整合和简化了之前较为复杂的评估体系，进一步明确了相关的执行路径和工具，并提出价值医疗项目时间表（见图 1 - 3），计划 2016 年把 85% 的老年人保险支付与医疗质量或价值挂钩，于 2018 年达到 90%，2020 年前把传统的按

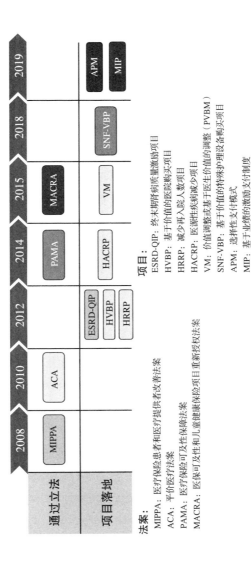

图1-3 美国CMS价值医疗项目时间表

法案:
MIPPA:医疗保险患者和医疗提供者改善法案
ACA:平价医疗法案
PAMA:医疗保险可及性保障法案
MACRA:医保可及性和儿童健康保险项目重新授权法案

项目:
ESRD-QIP:终末期肾病质量激励项目
HVBP:基于价值的医院质量购买项目
HRRP:减少再入院人数项目
HACRP:医源性疾病减少项目
VM:价值调整或基于医生价值的调整(PVBM)
SNF-VBP:基于价值的特殊护理设备购买项目
APM:选择性支付模式
MIP:基于业绩的激励支付制度

按服务项目付费全部转型为与质量挂钩。CMMI 目前已建立了 7 大类 84 种创新的医疗服务及支付模型。2017 年，CMS 在 7 个州启动基于价值的医疗保险设计模型，随着时间的推移，继续扩展到其他州。

1.4.2 英国——卫生技术评估支撑价值医疗项目

英国是价值医疗领域的先行者。英国于 1999 年成立国家临床卓越研究所（National Institute for Clinical Excellence，NICE）作为卫生部门特设机构，协助英国国家医疗服务体系（NHS）提供全国性临床应用指导，从而科学地评估卫生支出和改善医疗质量。自 2005 年起，英国卫生发展署业务并入 NICE，其更名为国家健康与临床卓越研究所（National Institute for Health and Clinical Excellence，NICE），职能拓展到协助政府开展健康促进服务、政策评估及公共资金的有效利用，并出台具有法律约束力的技术评估指南。2012 年，英国《健康和社会保障法案》将国家临床卓越研究所更名为国家健康与照护卓越研究所（National Institute for Health and Care Excellence，NICE），明确要求其权衡健康服务与社会照护的成本效益、需求程度和促进创新的重要性，为医疗、公共卫生、社会照护领域的服务人员和管理人员提供以循证为基础的指南、质量标准、绩效指标和信息服务。近年来，NICE 积极探索基于价值的定价（Value Based Pricing，VBP），将新药的成本效益阈值确定为每个质量调整生命年 2 万 ~ 3 万英镑。然而由于这样的阈值定义没有考虑让人们重新开始工作或节省无偿照护的时间和成本的额外价值，自 2014 年起开始执行基于药品价值评价的新定价机制，改善药品的评估程序、发展高价值目录药品。该定价机制基于对技术的预期效益评估，利用药物警戒系统进行上市后再评价以证明更高的价格会有更高的回报，主要原则为：① 确保 NHS 基金能给患者带来最大可能的价值；② 设定药品基于支付意愿定价的阈值和可报销阈值；③ 对药品的成本、功效和设定的阈值进行再评价以做调整。在新的 VBP 方案下，成本和 QALY（通过加权）考虑疾病负担、更广泛的社会效益以及治疗创新和改进，以反映使用相同方法加权的置换活动的机会成本。这种新的 VBP 方案可以帮助 NHS 将其资源投入到最具效益的卫生技术上，并将创新重点放在未满足的需求上，重点强调药品的社会价值。

英国的 NICE 推动了医疗体系优先使用成本效益较高的医疗技术，促进了临床医生规范诊疗行为，遏制了过度诊断和过度治疗，为英国实施全民医疗服务体系和控制医疗卫生支出提供了有效保障，堪称将卫生技术评估研究结果有效应用于卫生决策过程的典范，在价值医疗实践中起到非常关键的支撑作用。

然而，仅仅依靠 NICE 的"守门人"作用，并不能完全解决 NHS 所面临的健康服务需求持续上升、医疗费用快速增长、财政预算日益紧张等严峻挑战。因此 NHS 也在患者疗效衡量、临床路径优化、支付模式创新等价值医疗领域推出了按绩效支付方式（Pay for Performance，P4P）、最佳实践奖励（Best Practice Tariffs，BPT）、NHS 五年计划（NHS Five Year Forward View）等多个地区和国家层面的价值医疗项目⊖。

1.4.3　荷兰——制定国家战略引领价值医疗实践

荷兰积极响应价值医疗理念，通过局部试点、高层推动，最后将价值医疗上升为国家战略⊖。2008 年，部分专家学者受迈克尔·波特教授价值医疗理念的启发，在荷兰成立了欧洲价值医疗中心（VBHC Center Europe），并以此为平台，携手迈克尔·波特教授在荷兰乃至欧洲地区积极推广价值医疗的理念，开展试点项目，推动最佳实践研究和知识传播。欧洲价值医疗中心设置专门奖项，以奖励在为患者创造价值方面采用了创新思路的举措，推动医疗服务模式向价值医疗转

⊖　艾社康（上海）健康咨询有限公司，复旦大学管理学院健康金融研究室. 价值医疗在中国［R］. 2019.

⊖　同⊖.

型。2017—2018 年，欧洲价值医疗中心与产业合作伙伴组织、主要利益相关方代表以及卫生政策专家合作，举办价值医疗讨论会，并制订具体的行动计划，促成了基本共识和协同行动。2018 年起，荷兰卫生部推动"基于疗效的医疗体系"（Outcome-Based Healthcare）五年计划行动方案（如图 1 - 4），通过国家战略计划推动价值医疗转型，为了让患者享有最好的疗效，设定了更深入地了解健康结果、更充分地共享决策、促进基于结果的组织和支付以及更好地获取最新健康结果相关信息，包括衡量疗效、医患共同决策、支付和医疗体系、信息技术，共 4 个方面的目标与行动方案。

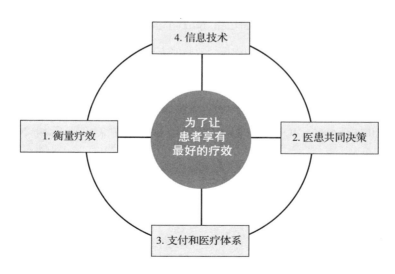

图 1 - 4   荷兰"基于疗效的医疗体系"五年计划行动方案

1.4.4 德国——行业自我管理机制主导价值医疗

德国的价值医疗实践是由行业自我管理机制主导的，是与医保战略购买和卫生服务体系整合密切相关的。德国的医疗保险采用分散式、广泛参与和自我管理的原则——由国家制定大的方针和法律框架，具体的实施和管理由医疗保险体系的自我管理机构负责，由医生、医院、医疗保险公司和投保人的代表共同参与管理。法定医疗保险体系的最高自我管理机制是"联邦共同委员会"。"联邦共同委员会"通过与卫生技术评估（Health Technology Assessment，HTA）的密切协作实行价值医疗。HTA的下属机构如"医疗保健质量和经济性研究所"（Institut für Qualität und Wirtschaftlichkeitm Gesundheitswesen，IQWiG）、"德国卫生技术评估局"（Deutsche Augenturfür Health Technology Assessemt，DAHTA）和"健康事业质量保障和公示局"（Institut für Qualitätssicherung und Transparenzim Gesundheitswesen，IQTiG）为此提供支持。其中，IQWiG从2004年起负责对医疗技术的质量、成本效果等进行审核和评估，DAHTA的任务是建立信息处理系统，对医疗技术的费用和有效性进行评估，IQTiG是保障医疗质量的核心机构。与英国采用的增量成本—效果比不同，德国采用"效率临界值"的质量测定方案，在某个治疗领域对所有可能的备选治疗手段进行比较，并将各自的附加医疗价值和附加费用纳入到一个坐标体系内。德国医院采用疾病诊断相关分组（Diagnosis Related Groups，DRG）结算方案和以此为基础的质量管理程序。2005 年起，要求医院每半年公示一次质量报告，大幅增加了医疗质量透明度，推进了价值医疗的实践。

健康 GK 整合医疗项目（Healthy Gesundes Kinzigtal Integrated Care，GK）是德国价值医疗的典型代表⊖。GK 项目是全面覆盖不同人群的整合型卫生保健服务项目，其以健康促进为核心和主要手段，采取形式多样的健康管理项目，提高民众健康素养；建立跨部门的服务网络，构建支持性网络；以收益共享的机制激励服务提供者，在改善人群健康状况和健康行为、降低疾病尤其是慢性病的发病率、控制医疗成本等方面取得了良好的效果⊜。

1.5　我国开展价值医疗的时代意义

从我国的实际情况来看，医疗卫生服务体系长期以来呈现以医院为主导、以疾病治疗为中心、条块分割等特点，公共

⊖　罗秀. 以健康促进为核心的德国健康金齐格塔尔整合医疗介绍
　　[J]. 中国全科医学，2017，20（19）：2306 – 2310.

⊜　于梦根，何平，刘晓云，袁蓓蓓，马晓晨，孟庆跃，徐进. 社会
　　医疗保险下的整合型战略购买——德国保健改革的实践与启示
　　[J]. 医学与社会，2020，33（12）：98 – 103.

卫生机构、医疗机构分工协作机制不健全、缺乏联通共享，各级各类医疗卫生机构合作不够、协同性不强，甚至存在不良竞争。公立医院广泛存在追求床位规模、竞相购置大型设备、忽视医院内部机制建设等粗放式发展问题，部分公立医院单体规模过大，挤压了基层医疗卫生机构与社会办医院的发展空间，影响了医疗卫生服务体系整体效率的提升。医疗卫生服务体系的碎片化不仅难以满足居民特别是慢性病患者对连续性、综合性、协调性、高质量医疗健康服务的需求，而且在很大程度上加剧了医疗费用的不合理增长，加大了医保基金的运行风险，也加重了患者的经济负担。因此，医疗卫生服务体系的碎片化既是健康结果和医疗质量提升的主要阻碍，也是卫生费用过快增长的重要原因。

近年来，全球卫生费用过快增长和卫生服务体系"碎片化"的突出问题受到越来越高的重视。世界卫生组织（WHO）结合部分国家的最新改革动向，于 2016 年召开的第 69 届世界卫生大会上发布了《"以人为中心"的整合型卫生服务框架》，指导各成员国根据自身国情建立和完善"以人为中心"的整合型卫生服务体系。2017 年 11 月，波士顿咨询公司和世界经济论坛共同发布《医疗价值：为医疗体系转型奠定基础》报告，提出发展中国家亟待通过实践价值导向型医疗，实现在可控医疗成本下提升人民群众健康水平和医疗效果的目标。

中国医疗卫生事业改革发展迈入关注健康和倡导价值的新时代。为了评估中国医药卫生体制改革的阶段性进展和存在的问题，世界银行、世界卫生组织和中国财政部、国家卫生计生委、人力资源和社会保障部（"三方五家"）于 2016 年 7 月发布《深化中国医药卫生体制改革，建设基于价值的优质服务提供体系》报告，建议我国的卫生服务提供体系从关注疾病转变为关注价值和健康。2016 年 8 月 19 日，习近平总书记在全国卫生和健康大会上指出，要树立大卫生、大健康的观念，把以治病为中心转变为以人民健康为中心。8 月 26 日，中共中央政治局审议通过《"健康中国 2030"规划纲要》，提出将健康融入所有政策，推动健康服务供给侧结构性改革，转变服务模式，构建优质高效的整合型医疗卫生服务体系，实现"从胎儿到生命终点"的全程健康服务和健康保障。2018 年 3 月，国家医疗保障局的成立，一方面促进了基本医保制度间的有效衔接，提升基金互济性，推进医保基金的集约利用和统筹使用，加强医保在全国范围内的互联互通；另一方面整合定价、采购、支付和基金监管等职能，突出医保在"三医联动"中的引领性作用，增强医保战略性购买能力和谈判能力，发挥医保对医疗服务行为和费用的调控、引导、监督、控制作用。2020 年中共中央、国务院《关于深化医疗保障制度改革的意见》指出，建立管用高效的医保支付机制，医保支付是保障群众获得优质医药服务、提高基金使用效率的关键机制。以上为价值医疗的实践奠定了坚实的组织保障和制度基础。

构建基于价值的优质高效的整合型医疗服务体系已逐渐成为国际卫生领域发展的新趋势、新共识，也为中国医药卫生体制改革和发展提供了借鉴，指明了方向。

第 2 章　医疗价值缺失的困境：
　　　　来自临床实践的证据

从价值医疗的概念中我们可以发现，医疗价值主要体现在三个方面：一是让患者摆脱病痛，实现最优化治疗；二是就医过程应使患者感受到温暖、便捷；三是用合理成本获得更好或最佳的效益。但遗憾的是，在目前的临床实践中，这三个方面都存在一定程度的缺失。

2.1 最优化治疗的缺失

所谓医疗价值中的最优化治疗，就是依靠证据、经验和常识，使患者获得最优化的治疗效果，包括预后的改善和生命质量的提升。它的缺失如何体现？下面我给大家展示两个案例。

案例1

70岁男性，医生，深度体检前能打整场篮球，生活愉快幸福。深度体检做了冠状动脉CT，右冠状动脉近端慢性完全闭塞，造影有丰富的侧支循环。心电图与超声心动图都无发生过心肌梗死的证据，左心室收缩功能很好（左心室射血分数 67%）。虽本人是医生，但专业是影像学，隔行如隔山，经心内科建议，同意接受支架手术。手术做了 3 个多小时，未成功，心内科建议 3 个月后进行二次手术。此番折腾后，不仅不敢打篮球了，而且也不敢快走了。

案例2

52 岁男性，企业家，体检发现左前降支狭窄 80%，回旋支狭窄 70%。专科医生建议住院做两个支架，否则随时可能发生心肌梗死和猝死（夸大支架作用，把支架当成预防心肌梗死和猝死的"神器"，完全违背常识与证据）。患者经多方咨询了解到问题的真相，决定拒绝支架手术，而认真服药，坚持运动，戒烟限酒，减少应酬，成功参加沙漠徒步和马拉松大赛。

从上述案例来看，案例 1 的医疗价值是缺失的，术后的患者与术前相比判若两人，术后生活质量大幅下降，身心俱损，痛苦不堪。案例 2 的结果是医疗价值的体现。患者改变了不健康的生活方式，加上合理用药与认真做好心脏康复，既节约了医保，也使自身更健康、更生机勃勃，生活更加愉悦。

在这两个案例的对比中，还有一个值得深思的地方：在案例 1 中，医院增加了不少收入。在案例 2 中，医院却因为患者未住院且未进行支架的置入而获得相对较少的收入。

从社会的层面来讲，这一现象或许是因为医疗价值衡量的偏颇所导致的。**医疗的价值不能用金钱、毛收入衡量，我们不能用多做多得激励过度医疗！**让患者摆脱病痛，实现最优化治疗才是医疗价值的体现。

这一问题从医生的角度来讲，也有着医学目的迷失的原因。近年来，社会上流行着一种认识：学医，当医生，就是等人得病，然后给人治病。因而引发了一种怪象：医生坐堂行医，老百姓只有等到身体不适时才想到去医院。医患双方的等待行为使健康得不到很好的保护。再加上近年来医疗体制中的趋利性诱导，医院和科室都在攀比收入，导致了过度医疗等问题，也进一步加剧了医学目的的迷失。

世界卫生组织早就发出过警示："错误的医学目的必然会导致医学知识和技术的不恰当使用。"当今的医学问题出在目的上，而不是手段和方法上。时时考虑患者利益，一切为了人民健康，这才是医学的真正目的，也是医生的价值所在。医生治病固然重要，但维护和促进人类健康更责无旁贷。医学是充满人文内涵的学科，医生的人文素养主要体现在两方面：一是要有同情心，每天面对饱受疾病折磨的患者，假如没有强烈的同情心，医生就不可能认真地关爱和救治患者；二是要有责任感，古语有云：不为良相，便为良医。社会上有很多种职业，但只有医生这个职业是可以和良相相提并论的，就是因为它体现了社会责任感。

　　只有以预防疾病和促进健康为首要目的的医学才是可持续发展的医学，才是公平公正的医学。回顾过去的二三十年，以心血管专业为例，大家把主要的人力、物力、精力都用在了攀比支架数目和搭桥数目上，却忽视了对于心血管疾病的预防。美国心脏协会做了一个生动的比喻：心血管疾病好比一条泛滥成灾的河流，患者就是落水者。心血管专科医生为了挽救这些落水者，拼命研究打捞落水者的先进器具，同时不分昼夜地苦练打捞本领。结果却事与愿违，多数落水者没等打捞上来就死了，即便幸运地被打捞上岸，也是奄奄一息，更糟糕的是落水者越来越多。不知道大家是否想到一个浅显的道理：为什么不到上游去植树造林、筑堤修坝，预防洪河泛滥？在临床实践中，我们应该把研究重点放在上游预防上，而不是把所有的精力放在研究支架、搭桥等方面。

　　当我们推广某种药物或者治疗方式时，要看它能不能让患者活得更久、活得更好。

2.2　诊疗的安与全

　　除了最优化治疗，就诊过程是否让人安心（温馨）、是否安全，也是医疗价值的重要体现。

　　理解医学的一个层面是要知道"人为什么会得病，怎样预防和控制疾病"。在这里，有另外一个观念需要被纠正，那就是过度关注甚至迷信生物技术，忽略了疾病发生、发展的社会因素和心理因素。单一的生物技术难以维护人们的健康，我们不能过度依赖它。

例如，为什么要推动双心医学的发展？就是想呼吁心血管专科医生，要高度注意因为胸闷、气短、胸疼来就诊的患者。当我们不能用心血管学科的专业知识加以解释时，一定要考虑精神和心理因素，看看患者有没有焦虑、惊恐、抑郁的情绪。如果医生不能从更广阔的视野来了解和理解疾病，那么我们在利用现代化、高成本的生物技术治疗患者的躯体疾病时，也不经意间制造了大量精神创伤与心理创伤。对患者而言，这样的就诊过程既不温馨也不安全，一定程度上缺失了医疗的价值。

除了就诊的安心、安全，医疗的价值更体现在诊疗的全过程上。**医生不但要重视疾病最后的诊治结果，还要留心诊治的全过程。**医学是需要点哲学知识的学科，在学医和从医的过程中，诊治疾病无不充满了哲学道理。比如，哲学的一个重要原理是"共性和个性"，它就反映了"读医学教科书和临床实践"的关系。我们刚进医学院，或者初出校门当医生时，更多的是接触书本知识。书本概括的是共性知识。例如，心绞痛一定强调疼痛部位在胸骨后或者心前区，持续的时间常常是 3 ~ 5 分钟，很少超过 15 分钟，诱发因素多为体力活动，如赶公交车、快步走路，缓解方式是休息或者含服硝酸甘油。

　　然而实践中并非每个人都表现出这样的症状。我曾接诊过一个患者，他的主要表现是咽喉疼，在耳鼻喉科看了多次也没查出原因。患者说自己骑车上下班，每次骑到上坡的时候发作，发作后下车休息就好转，下坡时从未发作过。当时耳鼻喉科根据患者讲述的发病特点将患者转给了我，我仔细检查发现这个患者真正的病竟是心绞痛。仔细想想，咽喉炎怎么可能上坡就疼，2~3分钟缓解，下坡从来没疼过呢？这位患者除了部位不典型，诱发原因、疼痛时间、缓解方式都符合典型心绞痛。

　　在临床实践中，我们看到的患者都是不同的，每个患者都有个性，疾病的共性存在于患者的个性当中。所以，医生在接诊时，一定要将疾病的共性和患者的个性有机结合，这样才能做好诊断。

　　上学时，我的老师还特别教我们要学会一元化思考，注意排除疾病。比如一个患者可能有发烧、腹痛等多种症状，如果我们能用一种疾病解释所有的症状，那这种诊断就是最靠谱的。我们总不能说，发烧有一个原因，腹痛有另一个原因，腹泻有第三个原因。"每一个症状都要对应一个病因"的思维方法一定是错误的。医生要透过现象看本质。不能否认一位患者可能同时存在两种或多种疾病，但最可能的诊断还是，他的若干种临床表现都源自一种疾病。

　　医生诊断疾病要注意运用哲学的思考方式，从中找出规律性的东西。合格的医生不但要重视疾病最后的诊治结果，还要留心诊治的全过程，这是非常重要的。看见了变化，又找到了根据，需要总结规律。要是到患者出院时还没搞清楚，就要对患者进行追踪随访，要知道最后发生了什么。随访疾病的全过程应该成为医生的习惯。现在，我们很多医生给高血压患者开完药，患者回家后吃不吃，能不能把血压降下来，会不会有什么副作用，他就不管了。医生要想不断提高，一定要坚持哲学的思考，要认真追踪疾病的发生、发展过程，这样他才能从经验不多的医生成长为经验丰富的医生。

　　哲学的思考体现在善于观察和联想，由表及里，透过现象了解疾病的本质。医学上非常重要的一个内容叫"综合征"，如预激综合征、X 综合征。什么是综合征？就是一个患者同时出现了两种、三种，甚至更多的症状、体征与临床表现，但所有这些表现似乎是一种疾病从不同角度的展示。医学往往是从观察入手的，开始时只是看到若干现象。我刚刚讲到，尽量用一种疾病解释患者同时出现的若干体征和症状。由于大家不能一次就看穿疾病的本质，所以医学界提出了"综合征"的概念，即若干症状、体征与临床表现的组合，通过联想认为这个组合很可能是一种疾病，再通过科学的研究证实本质，最后找到根治的方法。

2.3 便捷可及的医疗

便捷的、可及的医疗才有价值，具体来说，就是医生的工作不只是技术的突破与研发，更要看技术对于患者而言有没有价值，以及技术能不能给患者带来福音，也就是医疗服务的可及性。医生要从社会层面推动基本医疗服务的可及性，尤其要保护贫困人群的健康权利。

这方面最经典的案例就是贫困地区先天性心脏病患儿的救治。近些年来，先天性心脏病的救治技术突飞猛进，过去一些简单的先天性心脏病需要开胸，现在用介入技术就能封堵；过去一些复杂的先天性心脏病，现在依靠手术就可以治疗成功。但是，我国大部分等待救治的先天性心脏病患者生活在农村，他们没有完善的医疗保障，难以负担高额的医疗费用；还有一些患者因为没能及时发现，被误诊、漏诊，延误了治疗的最佳时机。技术固然很先进，但患者也很无奈。当技术对于患者而言不可及时，技术就没有价值。因此，**与学习、掌握、研发技术相比，医生更重要的任务是促进和推动那些成熟的、有证据的、可能实现价值的技术触达有需要的患者。**

现阶段，治疗急性心肌梗死的生物技术非常先进，溶栓药物的效果也受到肯定，我们还可以在导管室直接、快速地用支架开通血管挽救生命。但是大家知道，急性心肌梗死能否救治和能够救治到什么程度，取决于时间。在北京、上海、广州这些大城市的大医院，技术不是问题，问题是患者到达医院的时间太晚了，不规范的急救流程浪费了大量宝贵的时间。以北京大学人民医院为例，患者被送来后，急诊室呼叫值班的二线医生，如果被呼叫的二线医生不是心血管专科医生，他还要再去找心血管专科的值班医生，然后把患者先收到监护室，最后才到导管室。这样的流程显然是不合理的，是在耽误患者的时间。

要实现生物技术的救治价值，使技术触达有需要的患者，尤其当某一种技术要求在时间上分秒必争时，医院必须进行服务流程、服务模式的优化和简化。现在更为严峻的现状是，在经济利益的驱动下，许多心肌梗死患者在院外无序流动，有的救护系统甚至舍近求远。即便支架再好、医生技术再熟练，也不足以使一个迫切需要救治的患者及时得到治疗。

2.4 医疗的成本和效益

不论是从卫生经济学还是患者获益的角度讲，优化的医疗成本效益比，都是医疗价值的体现。这一医疗价值的获取，需要大多数医生做好临床决策。当我们面对一个公共健康问题，如我国高血压的整体防控，或者面对一位具体的高血压患者时，我们该怎么做，这就称为"临床决策"。当下，**医生**

在做临床决策时一定要跳出单纯生物技术的范畴，站在大卫生、大健康的角度来看问题。

第一，医生在做临床决策时，首先要尊重患者，考虑到患者的价值取向和对治疗的预期。我们医院有一位80多岁的老教授，有稳定的心绞痛，很多医生都劝他做搭桥或者支架，但他明确表示不愿意做这些，希望接受药物治疗。这位老教授认为自己已经80多岁了，接受支架后长期吃阿司匹林、氯吡格雷等抗血小板药物，万一出血，风险更大。由此可见，在治疗时，医生不能一厢情愿，不能给患者强加"你要不这么做，你就没救"的想法。

第二，医生在做临床决策时，一定要考虑到伦理和法规。现在大家特别热衷于追求新技术，然而在一个技术尚不成熟的时候，绝对不能一哄而上，要严格遵守法规管理。

第三，医生在做临床决策时，要考虑到所在国家和地区的医疗保健体系，以及患者的经济状况。例如，西部偏远农村的乡村卫生院里可能只有复方降压片，或者国产的2~3元100片的卡托普利、硝苯地平片等，不可能有北京三甲医院药房里相对贵一些的降压药。因此有些医生"应该禁用这类便宜药"的说法，显然没有考虑到各类患者不同的医保状况和经济状况。

第四，医生要充分考虑所使用的药物和技术的临床证据，以及自己和所在单位的技术水平，不打无把握之仗。

和大家分享一个案例：某医院院长要求医护人员不但要钻研专业医学技术，还要懂经济。早上查房时，医护人员要先到出院处看看患者还剩多少钱，还够做什么检查，一定要让患者把钱花光了才能走。我认为案例中教唆医生做这种事情的院长，是非常没有医德的院长。现在很多医生都养成了一种惯性思维，看到患者后老想着能运用什么技术。比如，体检中心的检查项目眼花缭乱，医生只想着患者能支付哪个档次的体检套餐，而不想想患者真正需要什么。医生必须谨记，**千万不要在患者身上做不需要的事情，要反过来想想患者需要什么，把该做的做好。**

1985 年我去美国，读美国的一部教科书，让我印象最深的是"五指诊断模式"——以五根手指为记忆线索，强调诊断的基本功。

第一步是问好病史。问好病史既可以了解患者的疾病症状、病史，也是医患沟通的开始。只有问好病史，才能让患者在第一次面对一个陌生的医生时树立信心。第二步是物理诊断的基本功：望、触、扣、听。听诊器是医生必须戴的。我们有些介入医生不戴听诊器，这是不符合临床要求的。第三步是简单易行、价格低廉、诊断意义明确的床旁检查。我特别强调心血管专科医生要看好心电图、X 光片，注意血液、尿、粪便的常规检查。这些简单的床旁检查往往可以提供非常重要的信息。第四步是成本高一点、无创或创伤不大的技术，如超声心动图、运动负荷试验。第五步才是成本高、有创伤的检查手段，如 CT、核磁、冠状动脉造影等。现在有些医生忽略基本技能，直奔最贵的创伤性检查，这就完全本末倒置了。根据临床经验，相当多的心血管疾病靠前三步就可以诊断出来，必要时再用第四步，比较少的患者需要用第五步。

医生的一生要在三种不同身份之间转换：实践者、教育者、探索者。医生每天都在看病，都在实践，所以是实践者。医生要带学生，培养下级医生，同时还有责任做健康教育。医生不要把健康教育局限于上电视做节目或者开设健康大课堂。实际上，医生每天都可以做健康教育，比如你接诊了一位心肌梗死患者，他平时喜欢吸烟，你给他做了支架后应该跟他讲清楚："你以后不能吸烟，吸烟可能会使心肌梗死再发，而且容易长血栓。"又比如你接诊了一个肥胖的青少年，他喜欢喝含糖量高的饮料，那么你有责任告诉他和他的父母："你这孩子应该控制体重，如果不控制体重，长大以后，患心血管疾病和癌症的风险就会增加。"医生不光要查房、看门诊，还应该做好健康教育，从这个角度而言，医生就是教育者。除此之外，学医、行医永无止境。时至今日，我们仍然面临大量未知的疾病，真正能够找到病因并根治的寥寥无几，所以医生的一生更多的是在探索。

目前医疗卫生改革亟须解决的问题和面临的挑战可总结为

"四面旗帜和三个回归"，即**高举公益、预防、规范、创新四面旗帜，推动医学回归人文、回归临床、回归基本功。**

当医生是一种使命、一种探索，成就合格医生的过程就是锲而不舍的追求过程。在今天社会主义市场经济体制下，医学在蓬勃发展的同时，也受到趋利性影响，衍生出急功近利、好大喜功的现象。这些负面因素动摇了一些医生的信念，也正因为如此，今天的医生在成长过程中更要耐得住寂寞、自强不息、锲而不舍。

第 3 章　价值医疗下的医院运营管理

3.1　基于价值的疾病临床路径管理

3.1.1　价值医疗和临床路径的合一性表达

"价值医疗"是以"价值"为核心的医疗体系建设理念，正如前文所述，关注每单位的医疗开支所获得的"医疗效果"，而非"医疗服务量"。价值医疗包括了两个方面的内容：一是以患者为中心的医疗效果；二是相应的医疗开支。从更广义的角度上来讲，以患者为中心的医疗效果应贯彻患者整个诊疗和健康管理周期，相应的医疗开支也应覆盖全程。基于如上定义的价值医疗，恰与临床路径有了合一性表达：

以患者为中心管理医疗行为、管理幅度贯穿整个医疗过程、以循证医学为基础、关注医疗成本。

定义中的四点内容，确认了成熟、规范、循证的临床路径是实现"价值导向"诊治过程的重要策略。规范临床路径管理是为某一疾病建立一套标准化治疗模式与治疗程序，以循证医学证据和指南为指导来促进治疗和疾病管理。临床路径管理的落地可以推动医疗服务机构通过规范诊疗行为来降低治疗失误的可能性、避免药物滥用、加强医疗服务合理使用、控制医疗费用，最终达到医疗资源分配公平合理的目的，稳定地提升效果、降低成本，从而获得"医疗价值"的最大化。

1. 以患者为中心管理医疗行为

临床路径实施的"三原则"，即改善患者结局、控制医疗费用和保障医疗质量。创建这种管理工具就是为了平衡医疗质量和医疗费用。这也是"价值医疗"关注的两个重点内容——疗效和成本。

国内外评价临床路径实施效果的方法很多，无论是简单的观察性评价，还是随机对照试验、非随机对照试验、前后对照试验、时间序列干预设计，都是紧密围绕"三原则"实施的。国际上将临床路径的效果指标分为五大类：

（1）费效指标：指进入临床路径的患者（下简称入径患者）的与费用、效率相关的指标，如住院天数、住院费用/成本、保险点数等。

（2）过程指标：指入径患者在诊疗全程中遵循路径的质量控制点、时间节点、连续性、路径变异情况等相关指标，如遵循率、变异率、病历书写质量等。

（3）结局指标：指入径患者的结局情况，如住院死亡率、长期随访死亡率、治愈率、好转率、重复入院率、并发症发生率、不良事件发生率、ICU 转入率等。

（4）服务指标：患者满意度。

（5）团队指标：员工满意度。

从以上分类方法我们可以看出，结局指标是临床路径实施效果较为重要的部分，对标"三原则"中的改善患者结局。不难看出，这些指标也对应着"价值医疗"中的"医疗效果"。

2. 管理幅度贯穿整个医疗过程

从时间上来看，"临床路径"概念的提出比"价值医疗"概念早约 20 年。溯本追源，1985 年，新英格兰医学中心（New England Medical Center，NEMC）顺应当时美国推行的"以疾病诊断相关组为基础的预付制"（即 Diagnosis Related Groups-Prospective Payment System，DRG-Prospective Payment System PPS）政策，提出了加强住院患者临床医疗服务的过程管理。由此可见，临床路径就是一种过程管理的手段，是"照顾式管理"（Managed Care）的延续，本质上仍是一种诊疗照护计划，特点在于建立了包含时间概念的标准化诊疗过程。在加拿大，临床路径更是成为患者和家属健康教育和自我医疗（Self-Care）的有效工具。当引入"价值医疗"这一概念时，我们关注的就不仅仅是患者在门诊或住院诊疗期间的医疗效果和成本，也覆盖到了整个健康管理周期的医疗服务整合，临床路径及其拓展模式能为践行这一目标提供实现方法。

3．以循证医学为基础

"价值医疗"体现了一种实事求是的原则性，关注获得的"医疗效果"，而非"医疗服务量"。在传统管理模式中，对医疗机构或者科室服务的评价往往使用"医疗服务量"指标，以服务人次或者医疗收入的货币形式体现。这种方式作为运营水平评价具有一定的客观性，但对于医疗效果的评价明显会有偏颇（与医疗服务定价的客观性高度关联）。因此，运用临床路径实施效果中的过程指标具有更强的客观性。临床路径的实施具有很强的循证医学基础：一方面，建立标准化路径是将指南或证据转化为临床诊疗规范，并在过程指标中关注了医生对路径干预建议的依从性；另一方面，针对路径变异情况开展循证的评价和分析，对于特殊人群、特殊临床问题、特殊疾病时期的情况进行研判，避免误诊和干预措施疏漏，也有利于临床路径的优化和细化。

4．关注医疗成本

当说到"价值导向"的时候，我们不能忽略的是，"价值"并非"全价值"，而是每单位医疗开支产生的"价值"。"价值医疗"理念推动的是提高"分子"——"医疗效果"，同时降低"分母"——"医疗开支"。有关临床路径国内外相关文献的系统综述显示，临床路径可以通过缩短平均住院日和减少医疗资源浪费，从而有效控制医疗总收费/成本。国内研究也表明，临床路径的实施可降低抗菌药物使用率和抗菌药物的费用、减少一次性耗材用量，最终在不降低治疗效果的前提下，降低医疗费用。

3.1.2 国外实践：英国国家临床技术卓越研究所（NICE）

1990 年，美国波士顿的新英格兰女执事医院（New England Deaconess Hospital）是全世界第一家试行临床路径的医院，以应对美国政府推行的"以诊断相关组为基础的预付制"（DRG-PPS）。源于支付体系改革的影响，这种临床路径天然地侧重于成本控制，不甚关注医学循证和诊疗效果。因此，笔者选择更为符合"价值医疗"理念的英国经验进行介绍。

英国的 NHS 在做医疗体系顶层设计时，对推动基于循证医学的卫生技术评估体系及其临床路径，以及持续优化医疗服务价值有所考量。英国可算是欧洲乃至全世界价值医疗领域的领头羊，其 NHS 下属独立机构 NICE 的贡献功不可没。

1999 年，英国政府创立了 NICE，以改善英国国民医疗服务体系中治疗和保健服务的可获得性与质量。2005 年，NICE 与英国卫生发展署（HAD）合并，开始开发公共卫生指南，帮助民众预防疾病和改善生活方式。2013 年 4 月，NICE 成为非政府的公共部门。

NICE 是英国国家医疗卫生服务体系不可或缺的重要组成部分，主要承担卫生技术评估和医学指南编写、临床路径制定等工作。NICE 制定的指南涵盖了医学技术指南、诊断技术指南、临床实践指南（即临床路径）、公共卫生指南等，以上指南和其他推荐意见由独立的委员会开发。

正如前文所述，NICE 通过临床实践指南（临床路径）的编制实现医疗价值，改变了被动的医疗服务管理模式，建立了以患者诉求为核心驱动的运营管理模型（见图 3 - 1）。模型从病种组（往往来自于 DRG）或特定病种出发，围绕患者的健康诉求，建立标准的临床路径管理，从标准行为评价诊疗效果，并不断优化临床路径并应用于新的患者，形成一个持续改进的 PDCA 循环。

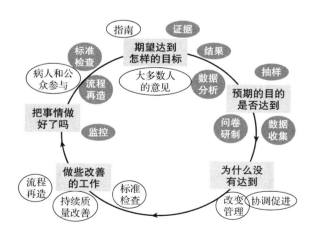

图 3 - 1　以患者诉求为核心驱动的运营管理模型

这个特点从 NICE "七大核心原则"可以看出：

（1）证据：NICE 的所有推荐意见都基于当前可得的临床研究和成本效果分析的最佳证据。在此基础上，NICE 开展全面的研究证据评价，以确保其建议基于最新的研究证据。

（2）专家投入：每一份 NICE 指南和临床路径都由独立的专家委员会制定。专家委员会包括临床医学、公共卫生、社会保健等领域的专家及非医学专业人士，适时纳入企业代表。

（3）独立、诚恳、透明：NICE 委员会独立、中立，所有指南、质量标准和其他产品不受政府观点的影响独立开发。同时，NICE 的咨询环节允许个人、患者群体、专业人员、慈善机构和企业等在指南和质量标准制定的全过程中对形成的推荐意见进行评论。

（4）公众参与：委员会至少包括两名非医学专业人士，如患者、患者照护人员、卫生服务利用者或公众，上述人群的观点对于制定 NICE 指南和形成推荐意见不可或缺，同时确保 NICE 的工作反映公众的需求和优先重点。

（5）定期更新：NICE 的所有指南发布之后，在查找到新的研究证据时进行更新。

（6）考虑社会价值和公平性：NICE 提出的推荐意见和进行的决策考虑到社会价值并且确保能够反映社会的价值观，NICE 与公民委员会合作来实现这一目标。

（7）发展方法学：NICE 独立的咨询委员会运用科学研究方法形成决策和推荐意见，包括国际认可的评估和比较不同实践情境中的获益和成本效果。为了确保 NICE 处于学科前沿，研究和发展团队监管 NICE 所有的科研活动。

以上七大原则，保证了 NICE 编制并应用的每个医学指南或临床路径都以患者为中心、以循证医学为基础、以成本效果分析为核心、以持续更新为特点，推动医疗体系优先使用卫生经济学视角下效益最高的医疗技术，促进临床医生诊疗行为的规范，避免过度诊断和治疗，为 NHS 提供了有效保障。因此，NHS 被誉为"全世界估量最彻底的医疗体系"。

英国通过 NICE 在卫生技术评估领域长期耕耘，出台了一系列基于循证的临床路径管理的卫生评估过程（见图 3 - 2）。在价值医疗的发展上取得了显著进展。NICE 的这种医学指南和临床路径编制方法也成为其他国家学习的模板和典范，特别是其对医疗服务数据的收集、治疗效果的标准化制定与测量、对标研究等。

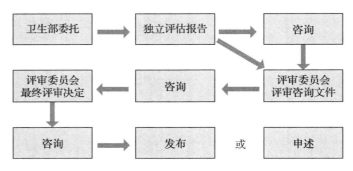

图 3 - 2 NICE 的卫生评估过程

值得一提的是，以 NICE 的卓越工作为基础，NHS 也针对价值医疗实践提出了一系列国家项目。近年，针对临床路径优化的项目增多，主要包括 2010 年针对专科服务推出的价值医疗项目 BPT（Best Practice Tariffs）和 2015 年推出的 NHS 五年计划。BPT 大力提倡治疗应基于循证医学的临床路径，减少不必要或者不正确的医疗干预，目前已涵盖脑卒中、肾透析、心衰等 20 多种专科疾病治疗，不仅提出了标准化临床路径，也对医疗机构的治疗效果开展对标评价。NHS 五年计划是一个 2015—2020 年的五年计划，延续了 BPT 循证医学和价值医疗的思路，将价值医疗嵌入一个医疗体系改革的长期计划中，通过优化临床路径、减少不合理路径变异、提升结局水平，实现医疗质量的提高和医疗支出的缩减。

3.1.3　国内实践：从临床路径走向价值医疗

与发达国家和地区相比，我国真正对临床路径进行理论研究和管理实践相对较晚。1996 年，"临床路径"理念被引入国内。笔者以"临床路径"为关键词，检索了 1995—2008 年的中国全文期刊数据库，共发现文献 246 篇，其中 90% 以上为 2003 年后发表。文献显示，2001 年，四川大学华西医学院一附院将膝关节镜术和人工关节置换术患者纳入了临床路径，患者满意度有效提高，平均住院日和均次费用明显下降。此后，北京协和医院、北京大学第三医院、原第二军医大学附属长海医院、解放军总医院、上海市第六人民医院等分别选择不同的疾病开发临床路径，并进行相应研究，取得了一定成效。

在此阶段，临床路径的编制往往从临床科室发起设计，通过选择病种、收集资料、草拟文本、讨论论证、医院定稿等步骤完成。各病种的临床路径没有相对统一的规范，均由各医疗机构自行开发，应用范围较小，同一病种的临床路径在各医疗机构之间不尽相同。因此，诊疗步骤的规范性、路径变异情况、医疗效果评价、医疗费用情况等价值指标仅能进行干预前后的对比，无法开展横向的对标评价。

2009 年 7 月，国务院办公厅印发了《医药卫生体制五项重点改革 2009 年工作安排》，首次从国家层面要求公立医院在改革中推行常见病临床路径。此后，国家还发布了一系列临床路径相关的政策和制度，主要包括 2009 年 10 月发布的《临床路径管理指导原则（试行）》和 2017 年 9 月发布的《临床路径管理指导原则》等。2017 年，在改善医疗服务行动三年计划中，国家卫健委再次将临床路径管理列为现代医院管理的五项制度建设之一。

另外，自 2016 年 12 月起，当时的国家卫生计生委委托中华医学会组织专家制（修）订了第一批共计 1010 个临床路径，并在中华医学会网站上统一发布。此后，国家卫生行政

部门陆续印发的临床路径，累计发布数量达到 1212 个（包括
216 个县医院适用版），覆盖临床专业 30 余个。自此，大部分
常见病、多发病有了相对统一的临床路径设计原则（见图 3 - 3
和图 3 - 4）。

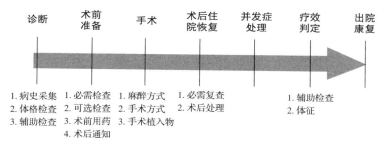

图 3 - 3　临床路径设计原则（手术类）

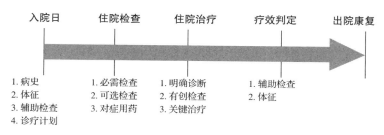

图 3 - 4　临床路径设计原则（非手术类）

该临床路径设计原则由中华医学会根据已出版的《临床
诊疗指南》进行编制，明确某一病种（组）的适用对象（基
于 ICD 编码体系）、诊断依据、治疗方案选择、标准住院日、
入径标准、诊疗常规（围手术期管理）、出院标准等内容，并
以表单形式呈现（见表 3 - 1）。

表3-1 国家版急性单纯性阑尾炎行腹腔镜阑尾切除术临床路径表单（示例）

时间	住院第1天（急诊手术）	住院第2天（术后第1天）	住院第3天（术后第2天）
主要诊疗工作	□ 询问病史、体格检查 □ 书写病历 □ 上级医师、本者查房 □ 制订治疗方案 □ 完善相关检查和术前准备 □ 交代病情、签署手术知情同意书 □ 通知手术室、急诊手术	□ 上级医师查房 □ 汇总辅助检查结果 □ 完成术后第1天病程记录 □ 观察肠功能恢复情况	□ 观察切口情况 □ 切口换药 □ 完成术后第2天病程记录
重点医嘱	长期医嘱： □ Ⅰ级护理 临时医嘱： □ 术前禁食水 □ 急查血、尿常规（如门诊未查） □ 急查凝血功能 □ 肝肾功能 □ 感染性疾病筛查 □ 心电图 □ 胸透或者胸部X光片、腹部立位X光片	长期医嘱： □ Ⅱ级护理 □ 术后半流食	长期医嘱： □ Ⅱ级护理 □ 术后换药 临时医嘱： □ 根据患者情况决定检查项目
主要护理工作	□ 入院评估：一般情况、营养状况、心理变化等 □ 术前准备 □ 术前宣教	□ 观察患者病情变化 □ 嘱患者下床活动以利于肠功能恢复	□ 观察患者一般情况、切口情况 □ 嘱患者下床活动以利手肠功能恢复，观察患者是否排气 □ 饮食指定
病情变异记录	□ 无　□ 有，原因： 1. 2.	□ 无　□ 有，原因： 1. 2.	□ 无　□ 有，原因： 1. 2.
护士签名	白班　小夜班　大夜班	白班　小夜班　大夜班	白班　小夜班　大夜班
医生签名			

（续）

时间	住院第4天（术后第3天）	住院第5天（术后第4天）	住院第6~7天（术后第5~6天）
主要诊疗工作	□ 上级医师查房 □ 复查血常规及相关生化指标 □ 完成术后第3天病程记录 □ 观察患者切口有无血肿、渗血 □ 进食情况及一般生命体征	□ 观察切口情况，有无感染 □ 检查血分析及化验结果	□ 检查切口愈合情况与换药 □ 确定患者出院时间 □ 向患者交代出院注意事项、复查日期和拆线日期 □ 开具出院诊断书 □ 完成出院记录 □ 通知出院处
重点医嘱	长期医嘱： □ II级护理 □ 半流食 临时医嘱： □ 复查血常规及相关指标	长期医嘱： □ III级护理 □ 普食	临时医嘱： □ 通知出院
主要护理工作	□ 观察患者一般状况及切口情况 □ 嘱患者下床活动以利肠功能恢复	□ 观察患者一般状况及切口情况 □ 嘱患者下床活动以利肠功能恢复	□ 协助患者办理出院手续 □ 出院指导
病情变异记录	□ 无　□ 有，原因： 1. 2.	□ 无　□ 有，原因： 1. 2.	□ 无　□ 有，原因： 1. 2.
护士签名	白班　小夜班　大夜班	白班　小夜班　大夜班	白班　小夜班　大夜班
医生签名			

《国家卫生计生委办公厅关于实施有关病种临床路径的通知》提出从四个方面进一步提高临床路径管理水平和实施效果，分别是与医疗质控和绩效考核相结合、与医疗服务费用调整相结合、与支付方式改革相结合、与医疗机构信息化建设相结合。前三者正是通过临床路径实现"价值导向"诊治过程的重要策略。

虽然政府大力推动临床路径以实现医疗效果提高和医疗费用控制，但离医疗服务体系的"价值导向"转型仍有较大差距。这与目前国内临床路径的设计、实施、管理中存在的不足息息相关。

（1）设计中，循证性和统一性不足：与英国 NICE 相比，我国普遍缺乏对临床路径的制定、评价、更新的相应研究，国家版临床路径的成熟度和可操作性不强，对于统一推广机制也缺乏手段。

（2）实施中，覆盖水平和认可度不足：国家卫生行政部门统计显示，我国约有94%的公立医院已实施临床路径。但国内学者调研发现，针对常见疾病的临床路径实施率往往在35.3%～64.7%，波动性较大。同时，超过一半的医师选用临床路径开展诊疗的比例在40%以下。相应的，部分医师认为临床路径推广是卫生行政部门的要求，并非临床需要。

（3）管理中，激励机制和工具不完善：国内医疗机构和医生普遍缺乏实施临床路径的动力，对医患双方缺乏相应的激励机制。反而，部分地区部分病种在测算临床路径费用时发生偏差，高于既往医疗保险的单病种限额，造成"反向筛选"，影响患者进入临床路径的意愿。而电子化临床路径（见图 3 - 5）等工具的成熟度不足，一定程度上也影响着医务人员的接受度和使用率。

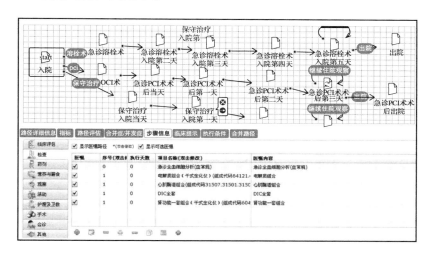

图 3 - 5　电子化临床路径

目前，国内临床路径实施仍面临着诸多挑战。但我们相信，在"价值导向"的医疗体系重塑下，借助我国开展 DRG、DIP 等复合型支付方式的改革趋势，临床路径在设计、实施、管理中的成熟度将不断提高。以支付方式改革为支点，"价值医疗"体系将强化临床路径实施效果与医疗质量控制和绩效评价的关联，并借助信息化工作的赋能，建立成熟、规范、循证的临床路径管理模式，稳定提升效果、降低成本，从而获得"医疗价值"的最大化。

3.2 基于价值的医疗服务流程创新

3.2.1 多学科诊疗

1. MDT 的概念

多学科诊疗（Multi-Disciplinary Treatment，MDT）模式，通常指来自两个以上相关学科，一般包括多个学科的专家，形成相对固定的专家组，针对某一器官或系统疾病，通过定期、定时、定址的有制度、有要求、有专人主持的会诊讨论，提出诊疗意见。它的核心价值是以患者为中心。

国内外普遍认为，现代医学诊疗模式都有从单学科诊疗模式向多学科诊疗模式发展的趋势。这既是医学本身专科细化的必然结果，也是医学伦理"以人为本"理念的实际需要。现代医学发现，疾病往往不是单一存在而是并发于同一患者身上，总会波及多个器官或系统。但在专科不断细化的现代医学体系中，专科医师往往无法对疾病进行全面的评估，治疗往往聚焦和局限在专科所涉及的靶器官/系统上，缺乏整体的临床决策思路和诊疗方案，无法达到对患者最优的诊疗效果。越来越多的临床医生意识到面对复杂病例时，"看人生的病"这种单学科诊疗模式存在着不可忽视的局限性，"看生病的人"——MDT 模式成为近年来现代医学的热门话题。

目前,国内外许多医学中心已经组建了针对特定疾病的MDT 小组,为疾病的诊断及治疗搭建了多学科专家共同讨论和决策的平台,为患者得到更便捷的医疗服务和有效的治疗开辟了新的路径。MDT 模式是基于循证医学的理念,以患者为中心,多个相关学科的专家针对某一器官或系统疾病成立诊疗团队,在约定的时间、地点进行病例探讨,并为患者提供综合诊疗意见的医学模式。MDT 工作流程如图 3-6 所示。

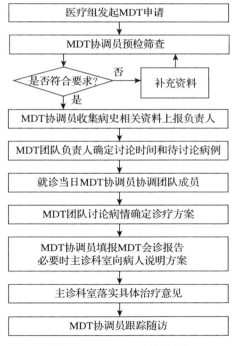

图 3-6 MDT 工作流程

2．MDT 的国外发展历程

"选择病种—建立团队—搭建平台—制定方案"，这种近乎约定俗成的 MDT 诊疗流程，最早可追溯到 1766 年的英国剑桥。先行者们尝试针对每个癌症患者开展至少两轮的多学科讨论，以更加完善地制定诊疗方案。由于解决了原来会诊中医师对个案治疗的随机性和临时性问题，这种模式也可以理解为从传统专家会诊模式向多学科系统诊疗模式跨越了一步。

现代 MDT 模式最早于 20 世纪 60 年代，在美国由梅奥诊所（Mayo Clinic）提出，后经过安德森癌症中心（MD Anderson Cancer Center）、卡罗林斯卡学院（Karolinska Institute）等医疗中心的正规化后迅速发展。与之前相比，现代 MDT 模式需要各科室的协作更加规范化，患者参与度更高。从病种来看，MDT 模式首先集中应用在肿瘤诊疗领域，随后在肾衰竭、心衰、精神疾患等复杂疾病治疗领域得到全面发展。2000 年之后，各医疗中心将 MDT 模式与诊疗指南、临床路径有机结合，MDT 模式的规范性不断提高，同时得以持续发展与完善。2007 年英国更是将肿瘤治疗的 MDT 模式写入了相关法律。2018 年的统计数据表明，美国超过 80% 的医院针对以上疾病建立了成熟的 MDT 模式。

3．MDT 的国内发展现状

同发达国家相比，中国的 MDT 起步较晚，2007 年起国内部分医院正式开始采用 MDT 模式以提高医疗质量。但数据显示，MDT 模式在国内医院的覆盖率较低，截至 2019 年年底，国内实施 MDT 的三级甲等医院共有 231 家，仅占三甲医院的 16%，三级医院的 9%。而在三级以下的各类医疗机构中，实施 MDT 模式的更是少之又少。

国际经验显示，MDT 的覆盖率既受各专科自身医疗水平和资源分布的影响，也与相应疾病的 MDT 规范（包括运行模式、支付体系、评价机制等）的建立相关。近年来，国内 MDT 正逐步基于循证医学实现标准化。2018 年 11 月 30 日，国家卫健委公布第一批肿瘤（消化系统）多学科诊疗试点医院名单，倡导在门诊服务和住院服务中推行 MDT 模式。

各级卫生行政部门和医疗机构对 MDT 的优势越来越了解，包括：改善患者预后、提升诊疗效果、树立医疗品牌；增加患者参与度，提升诊疗依从性；提高医疗效率；不同学科团队之间的融合和协同，助力学科建设等。而在这个不断认识和实践的过程中，以患者为中心、以价值为导向的团队协作氛围在国内医院逐步形成。

4. 支付方式变革下的多学科诊疗模式发展

2009 年新一轮医改启动后，我国卫生行政部门推出了总额预付、按人头付费、按绩效付费、按疾病诊断相关分组（DRG）付费等一系列支付模式创新。其中，以 DRG 应用最为广泛。

DRG 是当今世界公认的比较先进的支付方式之一。DRG 的指导思想是将具有某种相同特征的病例归为一组，将标准化医疗资源进行配置和支出。给付方不是按照患者在院的实际花费（即按服务项目）付账，而是按照患者疾病种类、严重程度、治疗手段等条件所分入的疾病相关分组付账。依病情的不同、患者的不同、治疗手段的不同会有不同的 DRG 编码相对应。因此 DRG 付费的基础是患者的诊断（含主要诊断、主要操作/手术、并发症与合并症等），而诊断分组、病例组合又和付费标准建立了联系。与单病种付费模式不同，DRG 付费的覆盖病种范围更广，也更加科学、合理，特别是针对复杂程度较高的疾病。

MDT 模式的特性似乎与 DRG 等支付方式变革的推进有着天然亲和。MDT 模式的医疗服务效率更高，较为全面地考虑到患者的特征、并发症与合并症，多学科专家协同也促进了主要诊断的明确和规范。这都有利于疑难复杂患者快速、准确地入组，以及评估和支付。从这个角度看，DRG 付费模式激励着医疗机构针对疑难复杂疾病开展 MDT，不仅提升医疗质量、减少住院天数、降低医疗开销，更重要的是避免了疑难复杂疾病因诊断错填、漏填、顺序不当而被"降级"，甚至纳入不可支付的"垃圾组"。

DRG 与 MDT 之间的相互促进作用是我们乐于看到的，

DRG 本质是一种基于医疗价值的战略购买行为。以美国经验为例，当 DRG 实施引发过度医疗或道德损害行为时，美国 CMS 推出了打包支付模式以平衡整个治疗周期的医疗效果和成本，促使医疗中心也相应转型到前文提到过的以患者为中心的整合医疗服务模式中，降低成本来获取更高利润。

DRG 与 MDT 模式在国内的发展均处于初级阶段，未来仍有很多的工作需要完成：

（1）与国外实践不同，受到全科医生相对缺失的影响，国内门诊需实践更多的 MDT 模式（国外 MDT 多为住院，门诊由全科医生把关）。

（2）结合 DRG，需要明确不同的 MDT 流程。

（3）目前，国内 MDT 收费标准并不明朗，在 DRG 框架下如何考量住院 MDT 的付费流程，在物价项目中如何考量门诊 MDT 的付费流程，是值得探讨的问题。

5．新趋势：全生命周期健康管理理念下的多学科诊疗模式

近年来"全生命周期"健康管理理念日益深入人心。习近平总书记在全国卫生与健康大会上强调"要坚定不移贯彻预防为主方针，坚持防治结合、联防联控、群防群控，努力为人民群众提供全生命周期的卫生与健康服务"，将全生命周期健康管理提到新的高度。《"健康中国 2030"规划纲要》提

出健康中国建设的目标和任务，强调要"把健康融入所有政策，加快转变健康领域发展方式，全方位、全周期维护和保障人民健康"。党的十九大进一步强调"实施健康中国战略""完善国民健康政策，为人民群众提供全方位全周期健康服务"。

"全生命周期健康管理"，是对个体或群体从胚胎到死亡全生命周期的健康，进行全面监测、分析评估，提供咨询和指导，对健康危险因素进行干预的全过程。这也与世界卫生组织对健康的定义内涵一致，即躯体健康、精神健康和社会适应能力完好。在这种趋势下，国内部分医院提出了在"全生命周期健康管理"理念下建设 MDT 创新模式。

新的模式高度依托信息化建设，关注 MDT 患者（多为恶性肿瘤、过敏性疾病、心脑血管疾病、糖尿病、精神疾患等）的全生命周期信息档案，通过数据的积累，追踪预后以提升医疗效果、优化医疗资源配置。这里的数据，涵盖了各级医疗机构通过门诊、住院、健康体检、调查等方法收集到的个人行为、生活环境、生理机能等方面可能存在的健康危险因素。根据风险因素种类和烈度的不同，MDT 团队对患者开展疾病、损伤发生的量化评估，提出预防疾病、恢复健康的指导意见和干预举措。从这里可以看出，该模式下的 MDT 团队不仅有临床专科医师和护理人员，还需要全科医生、公卫医师、康复师、营养师、心理咨询师、医务社工等多种角色参与，形成更广泛的多学科协作模式。而这一切的核心仍"以患者为中心、以价值为导向"。该模式能够最大限度地有效利用有限资源达到健康效果，将健康管理的关口前移，精准降低健康损害的发生概率，力求达到少得病、少得大病、健康长寿的目标。

以新代谢病管理模式——标准化代谢性疾病管理中心（Metabolic Management Center，MMC）为例。以糖尿病、肥胖症、高脂血症、非酒精性脂肪肝、高尿酸血症为代表的代谢性疾病往往合并有心脑血管疾病、肾病、神经病变、视网膜病变等多种并发症，是开展 MDT 模式的适宜人群。但既往 MDT 模式对医疗机构各相关专科的医疗水平依赖程度，遵从"木桶效应"——一只木桶能盛多少水，并不取决于最长的那块木板，而是取决于最短的那块木板。在基层医疗机构中，这点尤为突出。MMC 致力于通过高度的标准化，让糖尿病治疗变得更便捷、更高效。MMC 是由内分泌代谢病学专家宁光院士及中国医师协会内分泌代谢科医师分会发起，以"一个中心、一站服务、一个标准"为理念，推行糖尿病管理标准化、一站式解决方案。糖尿病患者只要上一次检查床，15 分钟就可以完成所有糖尿病相关的并发症检查。患者还可以自主上传血糖、血压、心率等数据到智能互联平台，享受到线上线下、院内院外的全病程服务。目前，全国已有超过 700 家医院加入 MMC 的行列，构建起了 MMC 中心，其中 343 家已正式收治患者，覆盖全国 30 个省、自治区和直辖市，管理患者总数达 22 万人。

3.2.2 日间医疗

1．日间手术概念及起源

我国卫生和计划生育委员会（现为国家卫生健康委员会）对日间手术的定义是：患者按照诊疗计划在 24 小时内入院、出院完成的手术或操作（不包括门诊手术），因病情需要延期住院的特殊病例，住院时间不超过 48 小时。

这一概念最早发源于"日间手术"的概念，伴随着肿瘤相关疾病诊疗手段的进步及外科手术、护理、康复等技术的发展，其外延也不断扩展。当前我们所称的日间手术除传统意义上的日间手术外，一般还包括以心脏冠脉造影、脑血管造影等为代表的日间介入类检查操作及日间化疗。

日间手术起源于 20 世纪初，苏格兰格拉斯哥儿童医院的詹姆斯医生最早报道了他实施数千例"日间手术"的经验。1909 年英国医生詹姆斯·尼科尔（James Nicoll）最早提出了日间手术的概念。但在此后数十年的时间里，同行对这种模式并没有给予太多的肯定和关注。直到 20 世纪 60 年代，在高效率、高质量医疗服务需求和住院费用猛增的大背景下，日间手术模式在全球范围内得到了快速推广和发展。20 世纪

60 年代，美国加利福尼亚州成立了第一个日间手术中心，70 年代以后，加拿大、英国、澳大利亚等国家相继开展了日间手术。1995 年来自 12 个国家的日间手术协会共同组建了国际日间手术协会（IAAS）并成为首批会员。

2. 国外日间手术的发展

根据 IAAS 对日间手术的定义，日间手术包括外科手术和诊断性介入，大部分患者夜间不需要住在医院，却可以和住院患者一样得到先进的技术和设施服务，并有同样严格的术后随访观察。诊所或医院开展的门诊手术被排除在日间手术的范畴外。虽然以英国为代表的部分国家将夜间留院治疗，但在院不超过 24 小时的手术治疗也认可为日间手术，但包括美国、加拿大在内的大部分国家都把日间手术界定为患者在手术当天离院，不在医院过夜。在 IAAS 的推动下，日间手术有了长足的发展，在分级诊疗成熟的欧美发达国家已非常普及，现今美国已拥有超过 5300 家日间手术中心，日间手术已占所有择期手术的 80% 以上。英国日间手术的比例也已从 1983 年的 1.51% 提高到了 2003 年的 62.5%。新加坡规模最大的中央医院日间手术中心拥有 6 间手术室及 21 张观察床位，每天可以实施 60~70 台手术，日间手术几乎覆盖了全部外科科室，其中骨科手术中 80%~85% 属日间手术。

3. 国内日间手术的实践

国内日间手术发展最早且最成熟的城市是香港。香港的日间手术开始于 1991 年，发展到 2003 年就已占到全部手术的 42.5%，几乎覆盖了所有科室，具体达 1000 多种。进入 21 世纪，随着人民群众对优质医疗服务的需求不断扩大，国内患者向大城市、大医院集中的问题开始出现，"看病难、看病贵"的问题逐渐凸显。在这一背景下，日间医疗的概念开始受到重视。2002 年上海市第一人民医院开展白内障日间手术，并于次年设立独立的白内障日间病房；2005 年武汉儿童医院、北京友谊医院等分别选择部分病种开始进行日间手术的探索。

2006 年，在上海申康医院发展中心的统一协调下，上海市第一人民医院等六家医院逐步开展日间手术试点工作，并取得较大的成功。2007 年全国第一家真正意义上的日间手术中心在上海市第一人民医院松江分院建立。随后，随着国内各地政策的陆续出台，日间手术队伍持续扩大，专业学术组织也陆续成立。2012 年 3 月，中国日间手术合作联盟（China Ambulatory Surgery Alliance，CASA）由国家卫生计生委卫生发展研究中心成立，并于次年正式成为 IASS 会员。

2015 年，CASA 在借鉴国际经验的基础上，充分结合中国的实际医疗情况，提出了我国的首批 56 个适宜日间手术病种。多年来，经过北京、上海、天津、四川、江苏等多个省市的实践和探索，日间手术模式在我国迅速发展，逐渐形成一种有特定对象、特定资源条件、特定工作程序及特定工作标准的医疗服务组织管理模式，成为对我国现行传统医疗模式的有益补充。

4. 日间（放）化疗相关进展

日间（放）化疗是指肿瘤患者白天住院接受（放）化疗，晚上回家休息的（放）化疗模式。一般而言，医院会专门建立以收治（放）化疗患者为主的日间病房。患者每日白天在日间病房治疗，治疗结束后即可离院，次日返院继续原计划治疗方案，直至（放）化疗疗程结束。日间（放）化疗病房晚上不收留患者，患者根据（放）化疗方案，采用预约（放）化疗床位、分时段来院完成治疗。在西方发达国家，日间（放）化疗已经成为最普遍的肿瘤诊疗模式，在美国，95%的肿瘤治疗是在日间开展的。然而在我国，日间（放）化疗诊疗模式起步较晚，目前日间诊疗在所有肿瘤诊疗行为中所占比例不足 5%，尤其是相较日间手术而言，国内尚无统一的日间（放）化疗规范模式和流程要求，极大地制约了我国有限医疗资源的合理化使用。

在整个日间医疗的发展过程中，出现过两种日间医疗管理模式。一种是以临床科室病房为基础，建立分散管理的日间病房，医护人员统一管理病区内的一般患者和日间患者，手术室、苏醒室等资源与住院患者共用。这一模式一般出现在开展日间医疗早期阶段，对患者的管理较为松散，但对于规模较小、所开展的手术操作较为简单的医疗机构仍有存在的价值。另一种是建立统一管理的日间医疗中心［包括日间手术中心或日间（放）化疗中心］，具备单独的入院接待室、病房、手术室和恢复区等，不隶属于任何临床科室，作为平台科室独立运作。这一模式是目前国际上较为普遍的管理模式，国内大多数以大型三级医院为代表的一流医疗机构也在大力发展和建设日间医疗平台，保证患者享受更规范、更科学的标准化、同质化日间医疗服务。此外，两种模式亦可以相互结合，在集中管理的日间医疗资源不能满足要求的前提下，由分散在各科室的医疗资源承担一定的日间医疗任务作为补充。但这样会加大管理难度，在患者分配、流程安排、随访跟踪等环节都对医院管理提出了新的挑战。

日间医疗这种"短、平、快"的诊疗模式，通过优化就医流程和简化就诊手续，合理调配医疗资源，提高诊疗效率。一是日间医疗的开展使平均住院天数下降，缩短了患者住院时间和手术等待时间，加快了床位周转，使服务效率进一步提高。医疗机构可以用更少的医疗资源满足更多患者的医疗需求，单位医疗资源的服务效率提升明显。二是日间医疗的均次费用相对传统医疗明显降低，患者的负担得到了减轻。除化验检查这种在门诊进行的内容之外，床位费、护理费、家属陪护费用都可以节省。同时，因为患者术后在院时间短，减少了院内感染的风险，也相应减少了术后处理并发症的费用。三是日间医疗既能满足患者快捷方便的医疗需求，使他们能安全、舒适、便捷地接受治疗，又能让患者夜间及治疗间歇期在家里调养，享受到家庭的温馨，提高生活质量，让患者对整个医疗行为的感受度和满意度大大提高。

日间诊疗是一种方便、快捷、高效的新型医疗模式探索，它既能体现以患者为中心的医疗理念，同时又提高医院运行效率，达到医患双赢的目的。毫无疑问，对日间医疗的探索充分体现了医疗服务领域发展的"价值"导向。四川大学华西医院 2020 年的一项研究表明，经选择的部分肺癌患者同期开展的日间手术和住院手术的术后相关并发症发生率及术后不良反应差异均无统计学意义。同时日间手术组的治疗费和总费用均显著低于住院手术组。这预示着随着外科技术、设备的发展和诊疗理念、方法的进步，日间手术的适用范围将不断向肺癌等相对复杂的手术拓展。在 2018 年开始的国家三级公立医院绩效考核中，日间手术的占比已经成为一项重要的考核指标。在未来，通过构建院外一体化医疗、护理、康复、随访服务网络，以及通过绩效导向、规范管理等手段，日间诊疗必将在医疗服务中占据越来越重要的地位。日间诊疗还会推动相关的领域发展，如分级诊疗、双向转诊、医联体建设等，从而推动医疗改革走向新的篇章。

3.2.3 加速康复外科

1. 概念和发展历程

加速康复外科（Enhanced Recovery After Surgery, ERAS）也称为快通道外科（Fast Track Surgery, FTS），是以循证医学证据为基础，以减少手术患者的生理及心理的创伤应激反应为目的，通过外科、麻醉、护理、营养等多个学科协作，对围手术期处理的临床路径予以优化，从而减少围手术期应激反应及术后并发症，缩短住院时间，促进患者康复。ERAS 被誉为外科手术的模式革命，与微创外科和人工智能并列为引领 21 世纪现代外科技术进步的三个重要方向。

ERAS 的概念最早出现在心脏外科。1994 年，理查德·恩格尔曼（Richard Engelman）等人评估了湾州（Baystate）医疗中心和霍特福德（Hartford）医院针对体外循环手术的患者采取"快速康复"（Fast-Track Recovery）的新方法对患者护理的影响⊖。1997 年，丹麦哥本哈根大学的亨里克·凯勒特（Henrik Kehlet）教授最早提出 ERAS 概念⊖，被誉为"加速康复外科"之父。他先后证实了硬膜外麻醉镇痛等模式和系列康复措施

⊖ ENGELMAN R M, ROUSOU J A, FLACK Ⅲ J E, et al. Fast-track recovery of the coronary bypass patient ［J］. The Annals of Thoracic Surgery, 1994, 58（6）: 1742 – 1746.

⊖ KEHLET H. Multimodal approach to control postoperative pathophysiology and Rehabilitation ［J］. British journal of anaesthesia, 1997, 78（5）: 606 – 617.

能够加快腹腔镜乙状结肠切除术和开腹结肠切除术患者术后康复，并减少并发症，将术后住院时间均控制在 2 天以内，大幅缩短了手术患者的住院时间[一][二]。

ERAS 的发展大致经历以下三个阶段。

第一个阶段是 1997 年以前，临床关注的重点是优化术前和术后的管理流程，如缩短检查时间、麻醉时间和气管插管时间，腹部手术还包括围手术期饮食管理等[三]。这一阶段主要体现为对细节的改进，目的是加快专科之间周转。快通道外科（FTS）是对这一阶段特点的最好诠释。

第二个阶段是 1997 至 2006 年。伴随微创外科在各个专业逐步深化普及，尤其是腹腔镜外科显著降低了外科手术的应激反应和并发症，同时缩短患者的住院时间。微创技术（程序）在快速康复中起到了枢纽作用[四]。ERAS 的作用进一步显

[一] BARDRAM L, FUNCH-JENSEN P, JENSEN P, et al. Recovery after laparoscopic colonic surgery with epidural analgesia, and early oral nutrition and mobilization [J]. The Lancet, 1995, 345 (8952): 763 – 764.

[二] KEHLET H, MOGENSEN T. Hospital stay of 2 days after open sigmoidectomy with a multimodal rehabilitation programme [J]. British Journal of Surgery, 1999, 86 (2): 227 – 230.

[三] 车国卫，梁廷波. 加快康复外科临床实践中学科团队建设的问题与思考 [J]. 加速康复外科杂志，2019, 2 (4): 145 – 148.

[四] 车国卫，刘伦旭，石应康. 加速康复外科临床应用现状与思考 [J]，中国胸心血管外科临床杂志，2016, 23 (3): 211 – 215.

现，其主要强调各个专科充分利用技术、优化流程。这一阶段的标志性事件有三项：一是 2001 年欧洲五个合作方（苏格兰、荷兰、瑞典、挪威、丹麦）率先成立 ERAS 合作组；二是 2005 年欧洲临床营养和代谢委员会（ESPEN）提出围手术期整体管理方案，奠定了 ERAS 的基础；三是 2005 年正式发布第一部 ERAS 专家共识。

第三个阶段是 2007 年以后，ERAS 理念和微创外科技术渗透到各临床专科，并逐步普及到各个层级的医院，尤其是围绕微创技术进行临床操作流程优化，突出表现在以微创技术为中心的麻醉和术后管理优化[一]，显著降低手术应激和术后并发症，患者基本实现快速康复的目的。

2010 年，欧洲 ERAS 学会在瑞典成立，提出 ERAS 理念的新内涵：为了提升外科医疗的质量，ERAS 直接的挑战不是探索新知识，而是如何将我们已经知道的知识整合到医疗实践中去[二]。作为一个国际非营利性专业学会，ERAS 学会旨在促

[一] 莫卫东. 加速康复外科多学科团队建设 [J]. 中华外科杂志，2018，56（1）：14-17.

[二] BRUSTIA P, RENGHI A, GRAMAGLIA L, et al. Mininvasive abdominal aortic surgery: early recovery and reduced hospitalization after a multi-disciplinary approach [J]. Journal of Cardiovascular Surgery, 2003, 44 (5): 629.

进、发展和实施 ERAS 项目，至今共发布了 18 部 ERAS 专家共识指南。ERAS 学会的实施项目目前在 20 多个国家使用，来自当地医院的 ERAS 小组一般会接受 ERAS 实施流程的培训，对过程符合性和患者结果的审核是其重要特征。

2. ERAS 围手术期管理的主要内容

2002 年，凯勒特针对单一措施效果不理想的问题，提出了多模式、多途径、集成综合的围手术期措施，其中最为重要的五个内容包括：① 多模式的镇痛方案，避免或减少阿片类镇痛剂的使用；② 避免或减少鼻胃管的使用；③ 术后早期下床活动；④ 术后早期恢复经口进食、饮水；⑤ 避免过多或过少的静脉输液○。

ERAS 核心强调以患者为中心的诊疗理念，临床策略涵盖术前、术中和术后三个部分，强调将现代的外科技术及理论进行集成创新，充分利用最新技术手段优化临床路径，服务临床患者（见图 3 - 7）。

随着 MDT 模式在临床应用的兴起，基于 MDT 模式制定规范化的 ERAS 方案、流程和实施细则是 ERAS 实施的主流思路。ERAS 通过外科、麻醉、护理等多学科相互合作，外科医

○ 梁廷波，李国刚. 加速康复外科的历史和现状 [J]. 加速康复外科杂志，2020，3（1）：1 - 4.

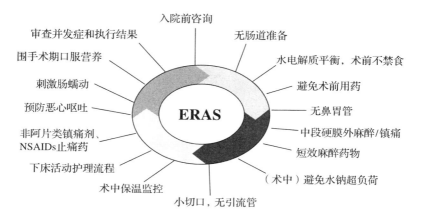

图 3-7   ERAS 方案内容

生、麻醉师、ERAS 协调员（通常是护士或医生助理）和来自手术患者护理单位的工作人员等组成团队，优化围手术期的管理，从而获得临床结果的实质性改善与成本节约，这成为 ERAS 实践中的一个重要努力方向。其中，护士在 ERAS 中扮演着重要的角色，包括 FTS 围手术期措施执行者、FTS 效果观察者、FTS 随访者、FTS 资料收集者、FTS 评估沟通者、FTS 健康教育实施者。此外，患者和其亲属的配合也是进行 ERAS 的重要前提。

具体内容如图 3-8 所示。

○ LJUNGQVIST O, SCOTT M, FEARON K C. Enhanced recovery after surgery: a review [J]. JAMA surgery, 2017, 152 (3): 292-298.

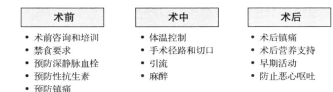

图 3 - 8　ERAS 综合管理措施

以择期结直肠手术为例，ERAS 流程设计如图 3 - 9 所示。

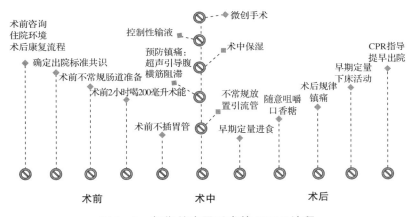

图 3 - 9　择期结直肠手术的 ERAS 流程

上述每一项优化措施均应有循证医学证据的支撑，在术前、术中、术后的管理中，围手术期 MDT 组合应用于同一患者，密切协作、贯穿始终，以取得最佳效果，达到减少疼痛和降低风险，实现快速康复的目的。

3. 国内 ERAS 的发展

2007 年，黎介寿院士首次将 ERAS 理念带入中国，并在全球率先开展了胃癌手术随机对照临床研究。研究结果显示，ERAS 理念可使施行胃切除术的胃癌患者在围手术期获益[一]。2012 年，人民卫生出版社出版的《普通外科学》（主编：赵玉沛，姜洪池）首次将 ERAS 的相关内容写入教科书。

自 2015 年起，在原国家卫计委、南京军区总医院和华西医院等单位的积极推动下，第一届 ERAS 大会在南京召开，ERAS 理念在多省市医疗机构中开始实践推广。中国第一个 ERAS 专家共识——《结直肠手术应用加速康复外科中国专家共识（2015 版）》——由中华医学会肠外肠内营养学分会加速康复外科协作组发布[二]。2016 年，《中国加速康复外科围手术期管理专家共识（2016）》推出，用来指导和规范 ERAS 相关研究和临床应用[三]。

2016 年，浙江大学梁廷波教授牵头成立中国研究型医院学会加速康复外科专业委员会，这是国内第一个国家级层面的 ERAS 委员会。在委员会的努力下，ERAS 理念先后在肝胆

○一 江志伟，黎介寿，汪志明等. 胃癌患者应用加速康复外科治疗的安全性及有效性研究［J］. 中华外科杂志，2007，45（19）：1314 - 1317.

○二 江志伟，李宁. 结直肠手术应用加速康复外科中国专家共识（2015 版）［J］. 中华胃肠外科杂志，2015，18（8）：785 - 787.

○三 中国加速康复外科专家组. 中国加速康复外科围手术期管理专家共识（2016）［J］. 中华外科杂志，2016，54（6）：413 - 416.

胰外科、肝脏移植、护理、麻醉、骨科、胸外科等领域推广，为我国的 ERAS 发展发挥巨大的推动作用[一]。2018 年，中华医学会外科学分会和麻醉学分会公布《加速康复外科中国专家共识及路径管理指南（2018 版）》。

2017 年 6 月中国医促会在上海成立了加速康复外科学分会，之后迅速成立了 8 个专业学组。目前，福建、江苏、黑龙江等省份已先后成立了 ERAS 专业学组，我国已经建立多个 ERAS 试点医院，ERAS 在临床的使用更加规范。

4. 基于价值评估的 ERAS 实践效果分析

无论是我国还是其他国家，永远面临着人群健康需求不断增长但卫生资源供给受限的困境。从我国卫生系统发展的现状看，医疗费用高居不下、平均住院日远超国际同行水平，宏观卫生资源利用效率低下等问题长期未能得到有效解决。ERAS 以多学科整合医疗为基础，以患者为中心优化围手术期管理模式，在实现价值医疗中彰显了不可替代的优势。ERAS 项目的实施在临床结果和成本方面带来了重大改善，使 ERAS 成为基于价值的优化外科护理模式的一个重要案例。

有证据表明，ERAS 将住院时间缩短 30%～50%，减少并

[一] 梁廷波，李国刚. 加速康复外科的历史和现状 [J]. 加速康复外科理论与实践，2020，3（1）：1-4.

发症数量，同时减少再次入院的频次和费用。ERAS 方案是否成功，除了以上述的缩短住院日和降低费用（医生视角）作为判断标准，更主流的视角是用患者症状恢复（Patient-Reported Outcomes，PROs）作为判断标准。相较于医生视角，患者视角的判断主要关注患者住院舒适度和医患安全性。站在患者角度去评定 ERAS 方案是否成功，更能体现"以患者为中心"的理念。总体而言，ERAS 理念的价值体现在：① 提高治疗效果；② 减少术后并发症；③ 加速患者康复；④ 缩短住院时间；⑤ 降低医疗费用；⑥ 减轻社会及家庭负担。

3.3 基于价值的医院服务成本管理

在新医改不断深化和政策环境不断变化的大背景下，公立医院面临着新的挑战和机遇。针对医疗成本增长快、医疗质量和效率不足等问题，价值医疗概念强调践行"以患者为中心"的价值理念，在一定成本下创造最佳的医疗价值，这也对医疗成本控制提出了更高的要求。

医疗成本控制是医院经济运营管理中的重要环节，也是降低患者医疗费用、减轻患者负担的前提条件。基于价值医疗视角分析并控制公立医院的医疗成本，有助于医院合理配置和使用各项医疗服务资源，为患者提供更公平可及的医疗服务，提高医疗价值，提升医院核心竞争力，进而实现价值医疗的总体目标。

3.3.1 价值医疗与成本控制简述

"价值医疗"是指在一定成本下获得最佳治疗效果的一种医疗服务方式，倡导传统医疗服务向以患者为中心的价值导向型医疗服务转型，强调关注真正对患者有意义的医疗效果，实现供给侧与需求侧之间利益的平衡。我国倡导的价值医疗理念充分考虑了患者在医疗全流程中的需求和体验，通过监控患者群体的医疗效果，控制消耗的医疗资源和成本，为患者提供更高价值的医疗服务，力求在一定医疗成本下实现医疗效果最大化，或在既定的医疗效果下实现医疗成本最小化。具体计算公式如下：

$$价值医疗 = 医疗效果/医疗成本$$

可见，为了切实提高医疗价值，可以通过完善医院的成本控制框架、建立科学的成本分析与考核体系等措施严格控制医疗成本。另外，倡导价值医疗并非要求一味地降低医疗成本，而是要控制边际成本，可以适当增加必要领域的医疗投入，满足患者的医疗需求，促进医疗效用的更快提升，从而实现更高的医疗价值。

从公立医院财务管理角度出发，医疗成本控制既是医院成本管理的核心内容，也是实践价值医疗理念的一个重要途径。合理的医疗成本控制可以有效缓解因医院闭环管理不善造成的医疗资源浪费，充分利用有限的卫生资源为患者提供优质的医疗服务，减轻患者就医负担，提高医疗价值，并为医院提升科学化管理水平、实现医院可持续健康发展的长期战略目标奠定坚实的基础。

3.3.2 医疗成本控制

1. 医疗成本的内容及分类

医疗成本是指医院在为患者提供医疗服务的过程中所发生的各种耗费，其形成来源于医院运营过程中的价值活动，主要包括医疗活动、人力资源管理、物资采购、固定资产购置以及行政后勤管理等，这些价值活动构成医疗服务的价值链，并且价值链上的每个环节既是体现医疗服务价值的过程，也是耗费各种医疗资源、形成医疗成本的过程。

医疗成本可分为固定成本、变动成本和混合成本。固定成本是在一定时期、一定业务服务量范围内，成本总额保持相对稳定，不因服务量变化的成本，比如房屋、设备折旧等。变动成本是成本总额与服务量呈正比例变化的成本，如医疗活动中消耗的材料、试剂、药品等。混合成本同时包含固定成本和变动成本，并且随服务量的变化而变化，但不保持比例关系，如人力成本、水费、电费、燃气费等。

2. 医疗成本的控制措施

价值医疗视角下的医疗成本控制应当在全成本管理的基础上，控制单位成本。由于固定成本、变动成本和混合成本的单位成本变动不一致，应对三种成本分别采取针对性措施加以控制。

（1）固定成本控制。公立医院固定成本主要由医疗用房、设备等固定资产折旧费组成，而折旧费用的多少取决于采购相关成本。固定成本的特点是成本总额相对稳定，单位固定成本和固定成本总额呈正相关，和服务量呈负相关。针对固定成本的特点，我们应主要通过降低采购总成本和提高资产使用率控制单位固定成本，具体可以采取以下方法：

1）着重做好固定资产购置的前期论证工作，并在采购过程中尽可能降低相关采购环节成本。比如，医院在决定引进先进医疗设备前，应结合医院实际发展需求，对拟采购的设备进行全面、科学的评估，合理确定设备采购需求。同时，在采购过程中，医院还需通过多方比价，加强采购成本控制。

2）加强固定资产的绩效跟踪管理，提高资产使用率，进一步降低单位固定成本。一旦发现有使用率较低的资产，应及时分析原因，并采取针对性措施提高资产使用率。若因配置不合理造成使用率低，则要根据科室业务量和患者需求合理配置资产，减少资产闲置，提高使用率；若因资产使用过程中故障多、修复时间长造成使用率低，则要加强维修保养，可以建立维修责任制，由专人定期进行维修保养工作，发现故障及时排除，延长资产使用寿命，提高使用率；若因人员操作不当造成资产使用率低，则应对相关操作人员开展必要的培训，提高操作人员的技能水平和安全意识，防止意外事故发生，充分发挥资产的使用效能；若因资产老化造成使用率低，则应及时更新换代，对老旧落后资产及时处置，避免其占用更多的维护和存放成本。

3）除了完善上述相关采购环节管理，公立医院还应从更宏观的角度健全固定资产的成本管理体系。固定资产是医院重要的长期投资项目，其投入和使用对医院发展有深远的影响，需对固定资产的经济效益和社会效益进行科学合理的评估考核。对此，医院可以结合实际情况，完善相关考核制度，规范医务人员的使用行为，提高资产的使用效率。

（2）变动成本控制。公立医院的变动成本主要由药品、耗材、试剂等物资成本组成。变动成本的特点是成本总额与服务量呈正比例变动关系。针对变动成本的特点，医院主要通过节约采购成本、提高采购效率和加强使用管理的方法控制单位变动成本。医院可以在物资采购、储存、使用和监督四个环节优化管理方法：

1）在采购环节，医院应对采购价格进行管理，尽量采取以量议价的谈判模式，积极引进价格优惠的同类产品，控制采购成本。同时，医院应对供应商进行管理，优先选择资质良好、产品可靠、服务质量高、配送能力强的企业进行合作。

2）在储存环节，医院应优化库房管理，通过二级库精细化管理方式准确提供科室药品、耗材等物资出入库数量信息，降低耗材仓储成本，减少流动资金占用，从而提高医院成本核算和成本控制水平。

3）在使用环节，医院应逐步制定统一的物资适应性标准，并加强使用管理。例如，对于可收费耗材，医院可通过信息系统建立临床诊疗服务项目和收费项目的对应关系，逐步形成标准的临床诊疗项目医用耗材配置表，制定统一的耗材适应性标准，便于医生判断某项耗材使用的合理性，同时采用定量使用管理方法，定期将耗材实际成本与定量标准成本进行差异分析，查找原因，不断完善管理程序。对于不可收费耗材，医院应加强使用管理，避免临床科室不合理使用耗材造成的浪费，以此控制单位变动成本。

4）在监督环节，医院应通过信息系统实时监控物资库存量与消耗情况，提醒一级仓库和科室二级库合理控制库存数量，避免出现积压或短缺的现象。同时，医院应对科室物资全年使用量和患者的使用情况进行统计分析，对成本较高、用量较大的物资重点关注，做好成本分析与控制工作。

（3）混合成本控制。在公立医院各类成本中，混合成本占很大的比例，典型的有人力成本、水费、电费、燃气费等。混合成本中通常有一个固定基数，在此基础上成本总额随服务量的增加而增加，并且不保持比例关系。混合成本依据自身特点可被适当分解为固定成本和变动成本两个部分，通过提高单位成本效益进行有效控制。

以人力成本为例，人力成本中的固定部分是人员基本工资，变动部分是人员绩效，通常情况下，固定成本部分小于变动成本部分的人力成本结构是合理的。公立医院应优化人力资源配置与管理，控制人力成本，发挥人才效能，具体可以采取如下措施：

1）合理分配人力资源。医院应科学设置工作岗位，改变固有用工方式，进行人员配置的优化，实现"岗""能"匹配；将引进的高端人才分配至需要高级技术能力的岗位，而对于一些劳务工能够胜任的岗位则尽量采用劳务派遣的方式，控制医院的人力成本。除了合理配置人力资源，医院也要重视现有人才梯队的建设和培养，提升其医疗技术水平和服务能力，提高医院的竞争优势。

2）健全绩效激励机制。绩效激励体系的设置既要考虑医院内部平均薪酬，也要与周边同级同类医院的薪酬水平进行比较，还要结合医院的学科建设规划、岗位设置特点，把技术难度和责任大小融入其中。科学合理的绩效激励机制有助于吸引和留住人才，保证人才队伍稳定，也能够调动医务工作者的积极性和创造性，提高工作效率，在控制人力成本的同时提升医疗服务质量和水平，实现医疗价值最大化。

此外，对于水费、电费、燃气费等混合成本的控制，公立医院一方面应通过技术改良减少水、电、燃气在各环节输送的消耗节点，降低能源损耗，另一方面也应加大院内节能降耗的宣传力度，促使医护人员树立节能意识并养成良好习惯，从行为和管理上落实节能减排，实现成本控制。

3.3.3 实践案例分析

1. 案例背景

2018 年，国家卫生健康委员会、国家发展和改革委员会等六部门印发《关于开展建立健全现代医院管理制度试点的通知》，指出在耗材管理上应"完善院内耗材准入遴选机制，明确高值耗材管理科室，完善高值耗材使用点评和异常使用预警机制"。2019 年，上海市医疗保障局、上海市卫生健康委员会发布《关于本市公立医疗机构医疗器械零差率销售有关事项的通知》（沪医保价采〔2019〕105 号）。根据文件精神，上海市公立医疗机构规范了医疗器械（耗材）价格行为，对于不可另行收费的医疗器械（耗材），不向患者收费；对于可另行收费的医疗器械（耗材），按照医疗机构的实际购进价销售。

取消耗材加成以来，耗材在院内的采购、仓储、转运、使用、损耗等成本直接为医院增加了经济负担。为了确保医用耗材安全、合理的使用，加强对高值耗材的管理，提升价值医疗下的耗材成本控制内涵，上海市儿童医院自2018年起上线了医疗耗材的供应—管理—配送（Supply-Processing-Distribution，SPD）供应链集约化管理项目，至2019年已实现医疗耗材全覆盖，目前相关工作程序和机制仍在不断完善。

2．SPD供应链管理实践

以上海市儿童医院（以下简称市儿）为例，从战略成本管理的角度树立先进的供应链管理理念，采用医疗耗材的SPD供应链管理模式，制定医疗耗材管理规范，建立医院物流管理系统，实施院内耗材物流改造。

（1）搭建院内物流管理平台。市儿在原有库房的基础上建立二级库，进行院内物流业务流程改造，建成智能化院内物流管理平台，实现医院耗材采购、仓储、转运、使用全流程信息化、智能化管理。

（2）对接医院信息系统（HIS），实现一体化采购及配送。由院内相关部门和使用科室设定各类医疗耗材基本存量定数，采购部门生成采购计划，并通过SPD供应链实时传递给耗材供

应商，供应商根据采购定数将耗材实物配置到使用科室。SPD
供应链管理模式确保了采购信息传递及时、准确，同时实现了
基础数据监管和供应商资质信息化管理等功能。

（3）完善医疗耗材精细化管理。使用二维码标签贴对科室
领用的各类耗材进行信息化管理与跟踪，对低值耗材采取定数
管理，对高值耗材采取单件管理。科室在耗材开箱使用时对标
签扫码录入，即作为耗材出库时点，供应商以回收的标签贴作
为发放材料的记账依据，耗材成本计入科室成本。

（4）优化结算模式，提供精准成本数据。通过 SPD 供应链
平台与供应商进行日清月结的用后结算，实现了结算数据准确，
并且极大地降低了医院流动资金占用，同时便于科室管理者了
解科室的医疗耗材使用成本，为科室成本管理提供数据支撑，
加强了耗材成本控制数据应用。

3．取得成效

自采用 SPD 供应链管理模式以来，市儿不断完善医疗耗
材全流程精细化管理，实现了院内供应链规范、智能、准确、
高效、低成本的运营管理目标，2020 年医疗耗材成本同比下
降 11.02％，成本控制方面取得了良好成效，提高了医院运营
效率，主要表现在以下几个方面：

（1）在采购环节，加强了供应商管理，对供应商资质、产
品质量、服务能力进行评价与控制，防止不合法物资流入医院，

保证耗材质量及临床使用安全。同时在一定程度上弥补了儿科类医院因采购量少、供应商少，导致医院议价能力弱的不足，节约了采购前议价谈判成本。

（2）在仓储与配送环节，贯彻了准时制生产方式的理念，借助信息化手段，应用系统自动化补货机制，提高了医用耗材库存周转速度，减少了库存积压，逐步实现了"零库存"管理，降低了医院库存成本及配送成本。

（3）在结算环节，实行使用后结算的模式，大大减少了医院流动资金的占用，也减轻了财务人员对账的负担，提高了结算准确度。

（4）在使用监督环节，供应商协助医院进行医疗耗材盘点，对发现的问题及时采取针对性措施，减少了耗材损失，同时协助医院进行后期废弃物处理，节约了耗材处置成本。

（5）在成本管理方面，SPD供应链实现了收费价格与采购价格自动比对，完成了耗材零加成的自动管控。通过动态监控科室消耗数据、成本数据，实现了耗材精细化管理，为医院进行医疗耗材成本控制、开展绩效考核等提供了科学的数据支撑，有助于医院进行大数据分析，完善成本控制体系，为建设智慧医院、实现战略成本管理奠定了坚实基础。

（6）在价值医疗角度，SPD供应链的应用有效控制了耗材成本，同时解放了耗材管理上的人员投入，医护人员岗位能得到更合理的配置，医护人员能更好地投入到病患服务，提高医疗效用，最终实现提高医院精细化管理水平、提升临床服务质量的目标，进一步凸显了价值医疗的理念。

3.4　基于价值的医生薪酬制度改革

薪酬是公立医院各类工作人员劳动价值和福利的表现形式，医生薪酬制度改革是深化医药卫生体制改革、推动医院高质量发展的重要内容，关系到广大医生的切身利益和积极性的调动。长期以来，我国医务人员薪酬待遇没有体现出医疗行业人才培养周期长、职业风险高、技术难度大、工作时间长、责任担当重、知识更新快等特点，从而导致医务人员的实际付出与回报不成正比，明显低于国际上医务人员薪酬待遇水平。据统计，目前我国医务人员工资水平仅为社会平均工资的 1.3 倍左右，而国际上一些国家和地区医务人员薪酬待遇是当地社会平均水平的 3~5 倍，有些甚至达到 6~8 倍。

中国医师协会在 2018 年年会上发布的《中国医师执业状况白皮书》显示：三级医院的医师平均每周工作 51.05 小时，二级医院的医师平均每周工作 51.13 小时；仅有不到 1/4 的医师能够休完法定年假，医师的休息权没有得到保护；医师白班与夜班交替，熬夜工作和学习（包括写病历、做手术、搞科研、发论文），长期高负荷工作，工作量之大超乎想象。

在自我身体状况的认知上，调查显示仅有 19.2% 的医师认为自己身体健康状况很好。

公立医院医生的收入与其巨大的工作量、高强度的工作压力往往是不成正比的，与国际上位于行业排名前列的医生薪酬相比，我国医生的阳光薪酬一直处于行业排名的中等水平，且近年来排名在逐渐走低，不符合医疗行业特点以及调动医务人员积极性和主动性的政策要求。这种薪酬制度容易导致医生通过非正规渠道获得额外的"灰色收入"——"收红包""走穴""拿回扣"等现象出现。

在过去很长一段时间内，我国公立医院逐渐形成了以经济效益为导向的薪酬分配制度，以科室为经济核算单元，实行以收减支、按比例提成的分配方式。医师薪酬与所在医院、科室甚至个人经济创收挂钩，迫使医生想方设法去增加诊疗的项目和次数，产生过度医疗现象，造成社会抱怨医生"大检查""大处方""服务差"。这样不仅损害了患者的利益，而且损害了医院乃至整个医疗行业的利益。

以收减支、按比例提成的薪酬分配模式难以体现医疗服务价值，反而会驱使医生流向薪酬较高的专科，加剧急诊、儿科等薪酬较低的专科医生短缺现象，使得专科之间医生资源配置更加不均衡，也会诱导医疗费用的不合理增长。因此，我国需要建立符合国情、符合科学规律、符合医疗行业特点的，并且能够体现医疗服务价值和知识价值的医生薪酬制度，破除逐利机制。

3.4.1　我国公立医院现行的医生薪酬分配方式

从当前我国公立医院的薪酬分配机制来看，公立医院对医生的薪酬激励方式多为院科两级分配制。国家规定的职工职务工资、岗位工资、津贴、补助费等由医院统一发放，院部通过既定的绩效考核分配方案对科室进行考核后确定绩效分配总额，再由科室根据内部绩效分配方法进行二次分配。常见的绩效分配类型主要有以下四种：

1．以收支结余为基础进行分配

这种模式具体是指医院对科室收入和支出进行经济核算，科室收支结余按比例提成奖金。该模式强调了经济指标，弱化了质量考核，加快了医疗费用的增长速度，分配不合理现象比较明显。

2．以工作量为基础进行分配

在这种绩效分配模式下，医生的绩效奖金与个人的工作量直接挂钩。通过衡量医生的工作强度、工作难度、工作风险以及专业技术等多个方面，针对不同类型医疗工作赋予不同的权重，工作量、权重、奖励基数三者的乘积便是绩效分配额度。该种分配模式操作起来比较简单，但是仅涉及工作量，质量、成本、科研、教学等其他方面因素均没有考虑。

3．以绩效考核为基础进行分配

通过构建绩效考核指标体系，每月对各科室绩效完成情况进行考核，基于考核结果核算各科室绩效奖金额度。绩效考核指标体系通常是由医疗服务质量、护理质量、教学科研、行风与安全管理、经济管理等多个维度多项考核指标构成，不同项目指标具有不同权重。该种绩效分配模式比较科学，但是操作起来较为复杂，客观量化数据如何及时准确收集是一个挑战。近年来，不少医院开始尝试建设绩效考核管理信息系统来提升绩效管理工作效率。

4．混合型绩效分配模式

这种绩效分配模式就是将收支结余、工作量、工作质量、绩效考核等多种薪酬分配方法结合起来使用，以避免单一模式下某些不良现象的发生，从而平衡各方利益要素，实现均衡稳步发展。

正如前文所述，目前我国不少医院的绩效奖金分配是以科室收支结余作为基数进行提成的，这种绩效奖金分配模式不仅操作方法简单，而且可以有效刺激医生增收节支的积极性，保证医院收入和结余逐年增长，在过去有一定的适用性。但是，这种模式也存在诸多的弊端：首先，不能完全体现按劳分配、按生产要素分配的原则；其次，容易导致过度医疗和乱收费现象；最后，不利于提高医疗服务质量，医生往往关注经济指标，忽略了其他一些与医疗质量和安全息息相关的因素。这些问题的存在使该种分配模式已无法适应新形势下医院高质量发展的要求。因此，公立医院医生收入分配制度需要进行新的改革，通过改革促进医院在坚持公益性、保持高效率的前提下，合理、适当、持续地发展，而不是不发展，也不是跨越式发展。

3.4.2 国外公立医院医生薪酬分配制度的分析比较

不同国家有着不同的卫生体制，国外公立医院医生的薪酬大多基于岗位和职务等级来核算，不受医院业务收入的影响，其收入水平普遍较高。薪酬分配要素充分体现了知识、岗位职责和工作风险，也充分考虑了医生的职业特点，有一整套明确的考核评价体系。国外公立医院根据医生提供服务的特点采取多种薪酬支付方式，常采用工资加奖金的方式。在不同国家卫生体制下，医生薪酬分配具有不同的特色。

英国医生薪酬分配制度

英国公立医院医生的工资是根据其薪资级别由政府财政统一拨付的。在英国，公立医院医生的薪酬主要包括基本薪金、额外项目津贴、即时服务津贴、伦敦地区津贴、雇佣和附加保持金和绩效奖金等。绩效奖金这一部分是依据考核结果发放，且具有不同的等级，大约有 2/3 的顾问医生可以获得绩效奖金。英国公立医院医生年薪根据其服务年限为 3.7 万 ~ 7.0 万英镑，医生收入约为全国雇员平均值的 2.5 倍，其中高年资医生约为平均值的 4 倍。

美国医生薪酬分配制度

在美国，医生的薪金主要由第三方（政府或医疗保险公司）支付，不与医院业务收入挂钩。多数医院采用浮动工资制，医生收入水平与服务质量、服务数量和患者满意度相关。美国还存在一种较新颖的付费方式，按绩效付费（Pay For Performance，PFP），其基本原则是奖优罚劣，即奖励服务质量好的医生，惩罚服务质量差的医生。PFP 项目的评价指标是多维度的，包括可及性、费用、质量、健康结果、医生满意度和患者满意度。美国医生的年薪为 10 万 ~ 20 万美元，部分高年资医生的年薪达到 80 万 ~ 100 万美元，是普通人收入的 3 ~ 8 倍。

法国医生薪酬分配制度

法国的公共健康几乎全部由社会保险承担，在公立医院工作的医生领取薪水，并被看作是具有专业能力的国家公务员。医院预算是由卫生部统一计划的，与医务人员为每个患者确定的治疗方法和数量关系不大。决定医生薪水的主要是其工作经验和职位，即使有利润，医院也无权保留。

日本医生薪酬分配制度

日本公立医院的医生属于国家公务员，其工资由国家统一规定和支付。医生拿国家额定的薪水，患者数量和开多少药品不影响其工资待遇。日本医生薪酬的生活保障色彩浓厚，保障职工及其家属生活需要的部分约占 65%，激励职工发挥积极性、主动性的工资部分只占 25%，其余 10% 是地区补贴。

加拿大医生薪酬分配制度

加拿大医生的工资是通过劳资双方规范化和制度化的谈判予以确定的。除工资外，还有利润分享计划，医院根据经营和利润情况给员工发奖金，从而加深劳资双方的交流和提高员工的满意度，最终提高医院的工作效率和增强内部凝聚力。奖金的发放根据工作效益、医疗护理质量、患者的满意程度和医生完成工作的数量来确定。

澳大利亚医生薪酬分配制度

澳大利亚医生的工资主要有三种模式：第一种是雇用薪金，医院按照全职雇员的薪金标准支付给受雇的医生；第二种是按照每周一定的服务时间收费，这种情况主要见于作为医院独立签约者的访问医师；第三种是按服务项目收费，全科医生的工资属于这种模式。

相比于国外医院医生的薪酬分配制度，我国公立医院医生的薪酬来源保障性差，政府财政投入占医院总收入的 10% 不到，所以医生必须通过业务收入赚取自身薪酬，医生的待遇与医院的整体经营运行状况息息相关。此外，公立医院医生薪酬激励机制受制于事业单位体制，在公立医院医生人事权方面，决策主体在于政府的组织人事部门和编制部门，编制又与工资水平和福利待遇挂钩，目前医生薪酬制度没有充分体现医疗行业的特点，医院间的薪酬差异依旧和经济效益相关，医疗服务价值没有得到足够的重视。

3.4.3 我国医生薪酬制度改革实践探索

公立医院薪酬制度改革是我国医疗卫生体制改革的一项重要任务，目的是保障医务人员的薪酬水平合理，调动医务人员的积极性、主动性。近年来国家政策文件相继出台，力破医务人员薪酬难题。

2016 年 9 月 27 日，人社部印发《关于深入学习贯彻全国卫生与健康大会精神的通知》，指出要加快建立符合医疗行业特点的人事薪酬制度，调动医务人员积极性与创造性；同时明确提出医务人员绩效工资"两个允许"，即允许医疗卫生机构突破现行事业单位工资调控水平，对医疗卫生机构单独制定绩效工资总量核定办法，以及允许医疗服务收入扣除成本并按规定提取各项基金后主要用于人员奖励，在核定的绩效工资总量内合理提高人员奖励水平。

2017 年 1 月 24 日，经国务院同意，人社部、财政部、卫计委、中医药管理局印发《关于开展公立医院薪酬制度改革试点工作的指导意见》，指出公立医院要制定内部考核评价办法，考核结果与医务人员薪酬挂钩。绩效分配要向关键和紧缺岗位、高风险和高强度岗位、高层次人才、业务骨干和做出突出成绩的医务人员倾斜，向人民群众急需且专业人才短缺的专业倾斜，体现知识、技术、劳务、管理等要素的价值，避免大锅饭。严禁向科室和医务人员下达创收指标，医务人员个人薪酬不得与药品、卫生材料、检查、化验等业务收入挂钩。

2019 年 1 月 30 日，国务院办公厅发布的《关于加强三级公立医院绩效考核工作的意见》中明确了三级公立医院绩效考核的工作目标是通过绩效考核，推动三级公立医院在发展方式上由规模扩张型转向质量效益型，在管理模式上由粗放的行政化管理转向全方位的绩效管理，促进收入分配更科学、更公平，实现效率提高和质量提升，促进公立医院综合改革政策落地见效。

2021 年 6 月 4 日，国务院办公厅印发的《关于推动公立医院高质量发展的意见》，对薪酬分配制度改革提出了多项具体要求，进一步明确了薪酬改革的方向和方式，提出要建立主要体现岗位职责和知识价值的薪酬体系，实行以岗定责、以岗定薪、责薪相适、考核兑现。医院可自主设立体现医疗行业特点、劳动特点和岗位价值的薪酬项目，充分发挥各项目的保障和激励作用，更加注重发挥薪酬制度的保障功能。为了推动公立医院高质量发展，激活新动力，医务人员薪酬改革大幕全面拉开。

2021 年 7 月 6 日，人社部、财政部、国家卫生健康委、国家医保局、国家中医药局等多部门联合发布《关于深化公立医院薪酬制度改革的指导意见》，指出在落实"两个允许"基础上，健全与岗位职责、工作业绩、实际贡献紧密联系的分配制度，落实内部分配自主权，突出工作量、服务质量、医德医风等内容，体现多劳多得、优绩优酬。坚持劳动、知识、技术、管理等要素按贡献参与分配，着力体现医务人员技术劳务价值。

国务院及国家各部委出台的多个文件均明确，要落实"允许医疗卫生机构突破现行事业单位工资调控水平，允许医疗服务收入扣除成本并按规定提取各项基金后主要用于人员奖励"（即"两个允许"），实施以增加知识价值为导向的分配政策，综合考虑岗位工作量、服务质量、行为规范、技术能力、医德医风和患者满意度等因素，探索和建立符合医疗行业特点的公立医院薪酬制度，体现医务工作者的劳动价值与知识价值，调动医院和医务人员的积极性，不断提高医疗服务的质量和水平。

近年来，在政策的指导下，全国将近 3000 家公立医院开展了薪酬制度改革试点，上海、浙江、江苏、安徽、青海、福建已全面推开薪酬制度改革。福建三明公立医院实行全员目标年薪制，其他几个地区以岗位绩效工资制为主体：薪酬分为基本工资（岗位工资、薪级工资）、绩效工资及国家规定的津贴补贴三个部分。其中，绩效工资由各医院按照绩效考核办法分配执行，各试点公立医院可根据实际情况调整绩效工资的内部结构。

综合来看，医务人员薪酬管理虽在内部分配上取得阶段性成效，但在激励诱因方面却未有实质性变革，大多局限在医院内部计薪公式的改变。切断薪酬与经济效益的关联，引入非经济因素，引导医院形成逐利性薪酬制度的外部环境没有转变，无法充分体现医疗服务价值和医生技术价值。因此，如何构建与经济运营效益脱钩、与医疗服务价值挂钩的公立医院医生薪酬制度，既破除逐利性，又不损害医疗服务产出效率，是公立医院当前亟待解决的一项重要工作。

3.4.4 基于价值的医生薪酬制度改革路径

薪酬制度改革涉及广大医务人员的切身利益，具有较高的关注度和敏感性，改革成败关系到医院的和谐稳定。由于传统的以收支结余为基础、按比例提成或者按项目点数核算绩效的制度已经长期惯性运转，既得利益群体和利益受损群体已经形成，绩效分配制度一旦遇到利益调整，就会引发各方利益群体的广泛关注。

目前各地推行工资总额管理，政府对公立医院的薪酬总量设置了"封顶线"，过了"线"，干得再多也不能多得，特别是随着药品耗材零加成和带量集中采购制度的推行，医务人员的社会补偿机制逐步被切断，如果阳光收入不能充分调动积极性，很容易导致医生逆向选择，承担风险意愿降低，会出现消极怠工和推诿患者的现象。虽然在政策层面"两个允许"突破了瓶颈，但是在实践操作层面，受到地方财政补助支出力度、医保总额及医院管理水平的影响，如果没有结余，何谈提高医生待遇？

目前，医疗服务价格体系不能体现医生技术劳务价值，其劳动强度和技术含量没有得到合理的尊重。不同于其他一般事业单位，医疗行业是一个特殊行业，与人的生命息息相关，风险和压力超常，所以只有建立符合医疗行业特点的薪酬制度，多劳多得、优绩优酬，真正体现医生的知识与技术价值，提高劳务技术报酬，才能真正有效地调动他们的积极性、主动性，从而实现公立医院可持续和高质量发展。而关于公立医院建立基于价值的医生薪酬制度，可以从以下四个方面着手：

一是医疗服务项目价格应基于行业平均成本，公立医院薪酬总量应与医疗服务价值挂钩，而不是与价格或者经济效益

挂钩。首先，医保部门根据区域内公立医院医疗服务行业实际成本，确定各家公立医院医疗服务相对价值；然后，分析各家公立医院的薪酬投入与医疗服务相对价值产出效率情况，并根据薪酬投入目标值来核定各家公立医院占全行业薪酬总量的占比；最后，结合公立医院全行业薪酬总量，核定各公立医院的薪酬总量。

二是基于医疗服务项目的实际成本动态调整医疗服务价格。随着药品零加成、耗材零加成、集中带量采购等政策的全面实施，医疗服务价格调整成为引导公立医院经济运行最核心的政策。但是由于医疗服务价格调整滞后于实际成本变化、与实际成本存在严重背离，建议政府部门尽快建立并落实医疗服务价格动态调整机制，减少收费价格与医疗服务项目实际成本的背离程度，尤其是确保不同医疗服务项目之间的比价关系保持合理，准确反映政府调控导向，同时适度补偿因医疗服务价格调整不及时、不到位引起的医院运行成本缺口。

三是探索建立财政投入与公立医院医疗服务价值产出直接挂钩的机制。长期以来，各地各级各类公立医院人员经费主要是根据人员编制和定额标准来确定的，财政专项补助也是根据医院基建、设备购置、学科建设、信息化建设、设施大修、后勤保障运维等项目需求、评审意见和当年财力确定的，与各家公立医院提供的医疗服务价值无关，未能引导公立医院提升运营质效。建议财政投入应与公立医院医疗服务产出价值进行有效挂钩，财政补助可用以弥补医疗服务产出价值较好、薪酬总量较高，但因医疗价格未能补偿到位引起收支平衡缺口的公立医院。

四是公立医院内部需构建科学、客观且基于医疗服务价值的内部绩效考核分配制度。在上级主管部门优化和完善公立医院薪酬结构与核定机制，动态调整医疗服务项目价格的同时，公立医院内部应建立一套基于医疗服务价值的内部绩效考核分配体系，考核指标和权重设计科学合理，指标数据容易采集和量化。而在基于医疗服务相对价值开展医生薪酬分配的时候，医院可以采用复合多元的指标要素，以医疗服务项目和数量为基础，加上病种难度，引入服务质量、效率效果、科研教学、成本费用控制、患者满意度等因素，合理引导医生医疗服务行为，真正切断薪酬与医疗业务收入的挂钩关系，这样能够促进医生自我管理，提升医生规范诊疗的内生动力，从制度上遏制过度用药、过度检查和治疗的问题，使医生的劳动价值得以充分体现。

3.5　基于价值的医院药品管理

价值医疗理念需要贯穿于医疗全过程，其中一个重要部分是药物治疗的优化与价值提升。我国医疗体制改革的三十年，尤其是 2009 年启动的新一轮医药卫生体制改革，重点之一就在药品相关改革，从药品研发审批政策、药物生产及流通领域、药品保障支付政策，到药品使用监测管理措施，在药品管理的全过程中，无不体现出价值医疗理念的应用与提升。

3.5.1 价值医疗概念与药品价格制定

价值医疗的基本思想是提供性价比最高的医疗服务，即以同样或较低的成本取得医疗质量或医疗效果的最大化。医疗质量或医疗效果是价值医疗的核心，包括健康结果（临床结果、活动能力、生产能力等）、满意度或患者体验（患者满意度或就医体验、医护人员满意度和支付方满意度等）、医疗服务可及性（医疗可获得性、等待时间、服务能力等）。价值医疗不仅要求全面提升医疗服务质量，实现全面健康结果，而且要求有效控制成本，当然该成本非单一的医疗成本，而是全社会资源成本[⊖]。

卫生技术评估是实现价值医疗的重要工具。卫生技术评估（HTA）以卫生健康决策应用为导向，以循证医学为基础，对全面、系统、客观的研究证据进行综合评估分析，对卫生技术的直接和间接结局或影响进行评估。评估主要内容包括安全性、有效性、经济性及社会、伦理等方面，评价结果作为

⊖ PORTER M E. A strategy for health care reform — toward a value-based system ［J］. N Engl J Med, 2009, 361（2）：109 – 112.

决策的重要依据[○]。

药品基于价值的定价（VBP）策略在近年得到普遍重视，其核心思想是将药品价格支出与药物治疗的健康获益（成本效益）综合权衡，反映该药品价值。虽然诸多国家对新药价格市场自由定价有一定的法律规定，但更多的是通过医疗保险支付报销与患者自付等调节限制手段将药品价值体现于药物治疗过程中^{○○四}。

基于价值的定价是相对于关注药品价格的传统支付模式，不过多考虑药品最终价格的支付方法。面对不断增长的处方药品费用和财政赤字，美国许多州加强了医疗改革力度。2017 年 4 月，纽约州率先立法，建立基于药品治疗获益的处方药品费用支付机制。在新预算法案中，授权医保机构识别出高费用药品，确定其价值价格，进而采用行政手段谈判以

○ 王海银，陈珉惺，何江江，等. 医院技术评估的应用价值及在我国的发展策略 [J]. 中国卫生资源，2018，21（2）：83 – 85.

○ 杜阿迈尔，雷萍，于广军. 法国现代卫生体系概论：医院管理与医院改革 [M]. 上海：复旦大学出版社，2019.

○ PANTELI D, ARICKX F, CLEEMPUT I, et al. Pharmaceutical regulation in 15 European countries [J]. Health Systems in Transition, 2016, 18 (5): 1 – 118.

四 SANTOS M A B, DIAS L L S, PINTO C D B S, et al. Factors influencing pharmaceutical pricing: a scoping review of academic literature in health science [J]. 2019.

加大折扣，确立医疗保险目标价格[一]。

美国新药的价格普遍比主要工业国家高 2～6 倍。2015年，美国批准新上市了两种单克隆抗体药物，用于杂合子家族性高胆固醇血症及动脉粥样硬化性心血管疾病治疗，当时年均支出 14350 美元。临床与经济审评研究所（ICER）参考这两种治疗高胆固醇药物的临床研究结果，经过治疗获益与药品支出综合分析评判，基于对特定人群长期临床获益的乐观假设，确定了合理的基于价值的目标价格，重新谈判，新价格比原来分别降低 45%、62%。价值定价需要权衡药品价格与药品治疗获得的收益，基于患者健康收益进行医保支付[二]。

药品定价机制的改变，印证了价值医疗在医疗保健领域的发展历程。图 3－10 展示了不同药品定价机制的差异：传统统一定价、量价挂钩定价、基于不同患者亚群获益的价值定价法。对于后者，若特定人群获益较低，医疗保险报销支付价格较低；反之，特定人群有较高获益，则医疗保险报销支付价格可以较高。

[一] HWANG T J, KESSELHEIM A S, SARPATWARI A. Value-based pricing and state reform of Prescription Drug Costs. Jama, 2017, 318（7）：609－610.

[二] ICER. Alirocumab for treatment of high cholesterol：effectiveness and value [J]. Institute for clinical and Economic Review, 2018：1.

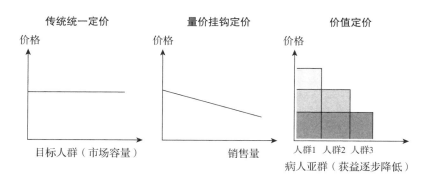

图 3 - 10　传统统一定价、量价挂钩定价、
价值定价等不同的药品定价机制⊖

药品价格管理历来是一个动态的过程，不论采用何种定价机制，均需要根据社会发展和国民经济情况调整。同时，不同类别的产品也会采用不同的管理方法，通常采用综合的管理机制。国家战略储备药品通常采用统一定价，市场相对成熟的药品多采用市场自由竞争定价、集中带量采购竞争定价等方法。对于创新药品，既激励创新，又避免公共财政负担过重，基于卫生技术评估的价值定价则成为当前的优先选择。

国外通常在综合考虑患者群体规模、医疗保险预算限制等因素的同时，参考同类药品以及国际定价水平，设定或谈判

⊖　PANTELI D, ARICKX F, CLEEMPUT I, et al. Pharmaceutical regulation
　　in 15 European countries ［J］. Health systems in transition, 2016, 18
　　（5）: 1 - 118.

药品的目标价格。欧洲国家普遍采用价量协议、折扣等措施，建立基于医疗保险预算的药品价格形成机制。

医疗保险机构通过支付政策的调整控制药品费用。考虑到仿制药品价格大幅低于原研产品，世界各国都对药品使用过程进行引导以控制药品费用。20 世纪 80 年代初，美国就开展了非专利药品（Generic Drug，仿制药品）对专利药品（Brand Name Drug，原研药品）的替代推广工作。美国食品药品监督管理局出版《治疗等效性药品目录》（*Approved Drug Products with Therapeutic Equivalence Evaluations*），列出了通过验证的与专利药品治疗具备等效性的非专利药品清单⊖。各州立法认可这个替代的目录清单。医疗保险机构规定，药师在调剂药品时，若非医生特别注明（处方写药品通用名称），优先给予非专利药品。当然有些州也详细规定了例外情况，譬如某些药品需要征得患者或其监护人同意，治疗窗窄的药品可以例外等⊖。针对某种调节血脂药的医保数据分析表明，需要征得患者同意

⊖ Food and Drug Administration, Center for Drug Evaluation and Research. Preface to the 41st Edition, 2021. Approved Drug Products with Therapeutic Equivalence Evaluations［EB/OL］. https://www. fda. gov/drugs/development-approval-process-drugs/orange-book-preface.

⊖ Department of Commerce and Consumer Affairs. Hawaii revised statutes. A Bill for an Act. Relating to Generic Substitution of Prescription Drug Products［EB/OL］. https://www. capitol. hawaii. gov/session2004/bills/SB2950_sd1_. htm.

的州的非专利药品替代率比不需要征得患者同意的州的低25%。免除征求患者同意过程，仅临近专利期的销量排前三名的药品的费用，就可以减少超过 1 亿美元的医疗保险支出⊖。近年这些州的限制条件有所放松。法国医保规定医师处方开具了专利药品，药师有权转换为对应的非专利药品⊜。当然，这个政策在一定程度上会影响药店的运营盈利。

3.5.2　国家药品价格管理

我国药品价格也经历了国家统一定价、市场自由定价、集中带量采购谈判定价等过程。

1. 国家基本药物制度

基本药物是适应基本医疗卫生需求、剂型适宜、价格合理、能够保障供应、公众可公平获得的药品。国家基本药物制度是药品供应保障体系的基础，是医疗卫生领域基本公共服务的重要内容。从药品的研制、生产、供应、使用等环节，制定有关政策，加强基本药物生产、经营、使用各环节的科

⊖　SHRANK W H, CHOUDHRY N K, AGNEW-BLAIS J, et al. State generic substitution laws can lower drug outlays under Medicaid ［J］. Health affairs, 2010, 29（7）: 1383 – 1390.

⊜　杜阿迈尔, 雷萍, 于广军. 法国现代卫生体系概论: 医院管理与医院改革［M］. 上海: 复旦大学出版社, 2019.

学管理和宏观指导，合理配置药物资源，促进药物合理使用，保障人民用药安全、有效、经济。我国早在 1979 年就开始实施基本药物制度，对基本药物的遴选原则是"临床必需、安全有效、价格合理、应用方便、中西药并重"。经过四十多年的发展，尤其自近十年的新一轮医改以来，国家基本药物制度不断完善，对健全药品供应保障体系、保障群众基本用药、减轻患者用药负担发挥了重要作用。

国务院办公厅发布的《关于完善国家基本药物制度的意见》文件，强化基本药物"突出基本、防治必需、保障供应、优先使用、保证质量、降低负担"的功能定位，完善了基本药物的遴选、生产、流通、使用、支付、监测等环节政策，全面带动药品供应保障体系建设。

《国家基本药物目录》（以下简称《目录》）是各级医疗卫生机构配备使用药品的依据。《目录》以满足疾病防治基本用药需求为导向，根据我国疾病谱和用药特点，充分考虑现阶段基本国情和保障能力，以诊疗规范、临床诊疗指南和专家共识为依据，中西药并重，遴选适当数量的基本药物品种，满足常见病、慢性病、应急抢救等主要临床需求，兼顾儿童等特殊人群和公共卫生防治用药需求，强化循证决策，突出药品临床价值，同时支持中医药事业发展，鼓励医药行业研发创新。

国家卫生健康委员会已经建立了目录调整管理机制，综合药品临床应用实践、药品标准变化、药品新上市情况等因素，对基本药物目录定期评估、动态调整。优先调入有效性和安全性证据明确、成本效益比显著的药品品种；调出经评估不宜再作为基本药物的，以及有风险效益比或成本效益比更优的品种替代的药品，以指导临床合理用药，保证药物治疗的安全、有效、经济。

2. 国家药品集中带量采购

近年随着医药流通领域改革的深入，全国各地开展了药品集中采购工作探索实践，进而实施了集中带量采购试点。将试点城市公立医疗机构分散的药品采购量集中，形成规模团购效应，实现量价挂钩的谈判模式，以量换价，明显降低药价，减轻患者药费负担。通过一致性评价的仿制药与原研药公平竞争，促进了仿制药替代，实现了"专利悬崖"——使超过专利期的原研药品的价格大幅降低。

国务院办公厅印发《关于推动药品集中带量采购工作常态化制度化开展的意见》，文件进一步完善了以市场为主导的药品价格形成机制，发挥医保基金战略性购买作用，推动药品集中带量采购工作常态化制度化开展，引导药品价格回归合理水平，有力减轻群众用药负担，促进医药行业健康发展，更好地保障人民群众病有所医。

目前，集中带量采购价格确定以企业报价为主，医保支付标准也是按生产企业报价确定。相信随着集中带量采购实践的完善，对于一些成熟的品种可以参考国外价格与采购实践经验，按药品通用名制定支付标准，既实现药品价格趋于合理，又赋予临床药物治疗选择一定的自由度。

未来，基于价值的定价必然形成支付标准的动态调整机制。根据国民经济发展和医疗机构临床实践变化，医疗保险支出标准需要跟随药品真实成本价格进行上下调整。

3. 国家药品价格谈判

国务院办公厅印发的《关于完善公立医院药品集中采购工作的指导意见》中提出了分类采购的思路，对部分专利药品、独家生产药品，建立公开透明、多方参与的药品价格谈判机制。专利药品和独家生产药品缺乏市场竞争，价格普遍偏高。采取统一谈判的方式，把价格降至合理区间是国际通行做法，目标价格的确定需要基于临床治疗获益评价。这也是一种以量换价的方式，以一个国家的市场大份额与药企谈判，获得合理药品价格，从而减轻患者疾病治疗的负担。同时，谈判药品价格的下降，使同类药品价格下降压力加大，惠及更多患者。相关谈判药品纳入城镇职工医保、新农合、大病保险（重大疾病保障）等医疗保险合规费用范围。

经国务院批准，国家卫生健康委员会等 16 个部委（局）形成部门协调机制，开展了国家药品价格谈判工作。根据国家重大公共卫生和疾病防治的用药需求，以问题和目标为导向，于 2016 年组织专家充分论证，遴选价格高、疾病负担重、患者受益明显的治疗乙肝、肺癌、多发性骨髓瘤等的专利药品作为谈判试点药品。历时半年的国家药品价格首次谈判的 3 种药品降价幅度达到 55%~67% 。

4．国家卫生健康委员会推动价值医疗合理用药

药品价格的确定过程体现成本效益等价值医疗理念，药物使用环节也是其中的关键过程，药品治疗方案是价值医疗实现的根本。

国家卫生健康委员会加强了国家基本药物、集中带量采购中选药品优先采购和合理使用管理，将中选药品纳入临床路径管理，制定临床用药指导原则、用药指南，促进医疗机构科学合理用药。

国务院办公厅印发的《关于城市公立医院综合改革试点的指导意见》提出，到 2017 年试点城市公立医院药占比（不含中药饮片）总体降到 30% 左右。药占比就是药品费用占医疗总费用的百分比，即患者在接受诊疗的过程中，购买药品的费用占总就诊费用的百分比。经过三年实践，药占比确实下降，但医疗费用却上涨。单纯降低药占比的考核并没有达到预期的目的。作为医疗服务的购买方，医疗保险部门改革医保支付制度、总额预算管控，从后付费制度向以单病种和以疾病诊断相关组为基础的预付制、按病种分值付费（Diagnosis Intervention Packet，DIP）包干制度改革转型，使药品费用成为医院的成本，临床医生需要在保证药物治疗质量的前提下，

从经济角度管控药占比。

国务院办公厅印发的《关于加强三级公立医院绩效考核工作的意见》指出，三级公立医院绩效考核指标涵盖医疗质量、运营效率、持续发展和满意度，医疗质量、患者满意度是医疗价值的体现。在医疗质量方面，文件明确了三级公立医院诊治疑难重症疾病的功能定位导向、安全质量优先的医疗服务导向，贯彻落实基本药物制度和合理合规使用药物的导向，还表达了控制医疗费用增幅、降低能耗等导向。在我国公立医疗的体系中，三级公立医院发挥着医疗指导引领作用，对二级医院和一级医院也具有引领作用。

以多个合理用药指标取代曾经的单一药占比。这些指标既是绩效考核依据，也是临床用药的导向指标，例如倡导和鼓励临床诊疗过程中优先使用国家基本药物，考核"门诊患者基本药物处方占比""住院患者基本药物使用率"。医院应从采购环节保证国家基本药物的供应，包括"基本药物采购品种数占比""国家组织药品集中采购中标药品的使用比例"。

3.5.3 医疗机构药品管理

医疗机构是实现价值医疗的关键场所，选择具有循证医学依据的治疗方案，依据临床应用指导原则进行诊疗的过程就是践行价值医疗理念的过程。药事管理是其中的重要内容。

1. 医院基本用药供应目录

国家卫生健康委员会颁布的《医疗机构药事管理规定》指出，二级以上医疗机构应当设立药事管理与药物治疗学委员会（以下简称药事委员会），依据本机构功能定位和诊疗范围，依据药物临床应用指导原则、临床诊疗指南选择适宜治疗药物，负责制定本机构药品处方集和基本用药供应目录。

医院药事委员会依据"安全、有效、经济、质量稳定、临床必需、使用方便、兼顾特需"的原则遴选医院药品基本用药供应目录。随着药品采购供应制度改革的深入，越来越多医疗机构的基本用药供应目录不再指定药品生产厂家，根据临床需求列出药品通用名称（含剂型信息），药品采购工作小组按照基本用药供应目录，从医药采购平台中综合供应价格等因素选择其中适宜的产品。新药申请人不再指定品牌和生产商，药品采购工作小组综合药品采购平台上的信息，采购性价比高的产品。该模式建立了"药品准入与采购分离"机制，可根据医药采购平台集中招标目录的变化进行适时调整，既可以保证基本药物采购品种数占比符合要求，也有利于集中带量采购品种的及时采购和使用。

2. 医院药品使用管理

医院基本用药目录是医生临床诊疗过程治疗的基础，应强化医疗机构基本药物使用管理，体现基本药物的主导地位。落实主管部门制定的公立医疗机构基本药物使用比例目标，推动医疗机构优先采购、医生优先使用基本药物。同时，严格执行按通用名称开具处方，不论在医院内取药，还是到社会药店取药，确保在同等条件下优先选择中选药品。

药事委员会下设的处方点评分析小组将基本药物使用情况作为处方点评的重点内容。处方点评是根据医疗相关法规、技术规范，对处方及药物临床使用的适宜性（用药适应证、药物选择、给药途径、用法用量、药物相互作用、配伍禁忌等）进行评价，发现存在或潜在的问题，制定并实施干预和改进措施，促进临床药物合理应用的过程。处方点评对不首选基本药物的情况采取相应措施，推动合理用药指标中患者基本药物处方占比、基本药物使用率的稳步提升，提高药物治疗成本效益。

各级医疗机构按国家卫生健康委员会的要求，进一步推进药品使用监测和临床综合评价工作，以药品临床价值为导向，建立药品使用监测与临床综合评价标准规范和工作机制。2019 年第一批国家重点监控合理用药药品目录中包括部分辅助用药。辅助用药的定义尚未明确，其临床治疗价值也受到质疑或存在争议。其后，部分重点监控品种逐步移出医保支付范围，影响临床用药行为。如此通过医保支付的调控，影响了医疗机构用药品种的调整，促进了药品临床价值的回归。

3.5.4　基于价值的医疗药品管理面临的挑战

价值医疗是国内外医药改革发展到现阶段公认较为合理的管理思想。但是，虽然价值、疗效、满意度等指标可以量化，但是在量化过程中，主观因素占支配地位。主观因素将导致评价结果离散程度加大的局面。同一服务内容，不同接受者会有不同的满意度结果。

虽然卫生技术评价工具及其过程相对成熟，但目前尚未有一个权威机构制定出公认的患者"获益""价值"的评价标准。尚难有一个适合所有药品的普适的评价步骤、评价方法、评价标准。目前评价结果多系与其他药品对应指标比较而得，是相对结论，没有一个明确价值评价结果临界值，作为支持或者取消医疗保险支付的标准或者支付限制。

基于价值的药品定价，如何权衡个体与群体利益则似乎更偏向伦理问题。价值评估的相对性会导致不同适应证或者患不同疾病的人群给出不同评估值。这与药品生产成本关系不大，而与价值定价更相关⊖。作用机制相同的几个药品，对某几类疾病均有效，但适应证不同，制剂定价相差较大，若临

⊖　PARMAR A, JIAO T, SALUJA R, et al. Value-based pricing: Toward achieving a balance between individual and population gains in health benefits [J]. Cancer Medicine, 2020, 9 (1): 94 - 103.

床从治疗效果角度换用，虽疗效一致但被冠以违规之名就值得商榷与讨论了，似有偏离价值医疗的初衷。

目前国内外广泛开展药品上市后的综合评价，评价证据多来自文献研究，且研究时间跨度有限。受制于研究文献，获得的证据强度难以提高。虽然基于临床诊疗实践的"真实世界"大数据研究普遍开展，但是传统的临床诊疗记录不是为研究而设，数据质量也有待提高。随着学习型医疗保健信息系统的建设完善，未来临床大数据将为药物治疗及药品的安全性、有效性、经济性等方面的研究提供有力保障。

3.6 基于价值的临床医学研究思路

3.6.1 临床研究的含义

临床研究指以人为研究对象，以疾病的诊断、治疗、康复、预后、病因和预防及健康维护为主要研究目的的科学研究工作。临床研究是衔接基础医学与转化应用的关键环节，为促进医学新发现、推动医学科技成果转化、验证医药产品与医疗技术的安全性和有效性、完善临床诊疗标准与方法等提供了重要支撑。随着信息技术、大数据技术等的快速发展和临床诊疗模式的不断变革，临床医学研究的深度和广度不断加强。

临床研究的雏形来自新型临床技术的发现推动临床医疗进步，最早如1901年首届诺贝尔生理医学奖获得者、德国医学家埃米尔·阿道夫·冯·贝林（Emil Adolf von Behring）研究白喉的血清疗法，1903 年诺贝尔生理医学奖获得者、丹麦科学家尼尔斯·吕贝里·芬森（Niels Ryberg Finsen）用集中光射线治疗寻常狼疮等疾病等。2005 年美国国立卫生研究院（National Institutes of Health，NIH）院长伊莱亚斯·泽尔胡尼（Elias Zerhouni）提出转化医学概念，成立国家临床和转化研究中心，致力于改变医学实践，促进基础医学成果向临床实践转化[一]。2006 年英格兰卫生部宣布一项新的健康研究策略，建设以患者和公众需求为中心的医学研究生态系统，让患者更好地获得新药治疗[二]，成为连接临床研究与价值医疗的桥梁。

中国最早有记录的临床试验可追溯到 1061 年宋代的《本草图经》中记录的人参的对照试验。近年来有代表性的临床研究发展包括：2011 年陈竺院士在香山科学会议提出重点发展转化医学，开展重大疾病防治技术及新药研制关键技术；2013 年王辰院士在《柳叶刀》发表述评，倡导"开展基于中国人口自己的高水平、多中心、随机对照临床试验"[三]；2015

㊀　ZERHOUNI E A. US biomedical research: basic, translational, and clinical sciences [J]. Jama, 2005, 294 (11): 1352 – 1358.

㊁　EVANS T W. Best research for best health: a new national health research strategy [J]. Clinical Medicine, 2006, 6 (5): 435.

㊂　WANG C, LIU Q. A turning point for clinical research in China? [J]. Lancet, 2013, 382 (9895): 835 – 836.

年7月22日，国家食品药品监督管理总局（CFDA）发布《关于开展药物临床试验数据自查核查工作的公告》，要求规范临床研究与数据；2016年国家提出"加强临床医学研究体系与能力建设"，至2018年已建立50家国家临床医学研究中心，覆盖近260个地级市、9000家医疗机构，目前仍继续扩大；2020年12月30日，国家卫生健康委员会印发《医疗卫生机构开展研究者发起的临床研究管理办法（征求意见稿）》，进一步规范临床研究管理，提高质量，促进临床研究健康发展。

在各类疾病中，肿瘤和心血管疾病是临床研究的热点领域⊖⊜。据Medline数据库统计，仅2019年，肿瘤相关的临床研究论文占临床医学研究论文的18.57%，临床研究论文数量前五位的疾病依次为心血管疾病、消化系统疾病、糖尿病与肾病、神经系统疾病。近年来，随着全球出生人口结构的变化，有关孕妇与新生儿的疾病备受关注，同时人们对罕见病的关注也日趋增强。2020年初全球新冠疫情暴发以来，呼吸系统疾病也迅速成为关注的焦点。目前刊登全球公认具有影响力

⊖ MOSS H A, HAVRILESKY L J. The use of patient-reported outcome tools in Gynecologic Oncology research, clinical practice, and value-based care [J]. Gynecologic Oncology, 2018, 148 (1): 12 –18.

⊜ HOVERMAN J R. Rethinking clinical oncology drug research in an era of value-based cancer care: A role for chemotherapy pathways [J]. Cancer Medcine, 2020, 9 (15): 5306 –5311.

的临床研究结果的四大医学期刊包括《新英格兰医学期刊》（*The New England Journal of Medicine*，*NEJM*）、《柳叶刀》（*Lancet*）、《美国医学会杂志》（*The Journal of the American Medical Association*，*JAMA*）、《英国医学杂志》（*British Medical Journal*，*BMJ*）。

　　临床研究的分类根据不同的区分标准分成不同类型。按照发起人可分为研究者发起的临床研究（Investigator Initiated Trial，IIT）和企业资助的临床研究（Industry Sponsored Trial，IST）。IIT 可开展治疗研究、预防研究、诊断研究、筛选研究、生活质量研究、基因研究和流行病学研究；IST 为临床试验，用来评估和测试新的干预措施（如心理或药物治疗），通常分五个阶段，分别进行安全性、有效性、毒副作用与风险、益处和最佳使用剂量、扩大适应证等评估[一]。临床研究按照是否存在人为干预因素分为干预性研究和观察性研究。干预性研究通常指随机对照试验研究（Randomized Controlled Trial，RCT）；观察性研究（Observational Study）包括队列研究、病例—对照研究、横断面研究。临床研究按照时间轴线可以分为前瞻性研究和回顾性研究[二]。随着临床研究的发展，探究性研究和可行性研究陆续出现。

　　○　舒尔茨.《柳叶刀》临床研究基本概念［M］. 王吉耀，主译. 北京：人民卫生出版社，2010.

　　○　HULLEY S B，CUMMINGS S R，BROWNER W S，et al. Designing clinical Research［M］. 3rd ed. Philadelphia，Pa：Lippincott Williams and Wilkins. 2007.

虽然临床研究分为不同类型，解决不同临床问题，但需遵循一定的设计原则，如 PICOST 原则[一]。P 代表患者（Patients），即研究的对象人群；I 代表干预措施（Intervention），即对研究人群采取的治疗干预措施；C 代表对照（Comparison），为对照组；O 代表结局（Outcome），为结局指标；S 代表研究类型（Study Design），如随机对照试验、队列研究、病例—对照研究或横断面研究；T 代表时间（Time），对于有随访数据要求的研究，需要提供随访的时间。针对 RCT 研究还需遵循四性原则，即代表性、重复性、随机性和合理性。临床研究的准确性和有效性评价需要在研究中报告潜在的偏倚、风险和适用性等重要信息。不同临床研究类型的最终临床研究报告需遵循一定规范。

质量管理是临床研究关注的焦点。2007 年国际上提出临床研究需遵循 FINER 原则，其中 F 代表可行性（Feasible），I 代表趣味性（Interesting），N 代表创新性（Novel），E 代表伦理性（Ethical），R 代表相关性（Relevant），以改变对临床实践、医疗政策和将来研究的影响力[二]。临床研究除了在设计上

○ KIM Y J, MACK S J, CHUNG K C. Articulating the "So, What?" in clinical research: insight from the M-CHOIR Group [J]. Plastic and Reconstructire Surgery Global Open, 2020, 8 (5).

○ CHALMERS I, GLASZIOU P. Avoidable waste in the production and reporting of research evidence [J]. Lancet, 2009, 374 (9683): 86-89.

遵循 PICOST 和 FINER 原则，还需研究者和机构思考研究结果是否能引起读者关心。成果能否对临床实践产生深远影响，是高质量临床研究面临的巨大挑战⊖。

我国临床研究占总医学研究的比率偏低，2007—2016 年仅为22.2%～28.9%，近年来，临床研究发表文章数量呈上升趋势，但被引次数低，临床研究成果在国际的影响力不足，同时还存在基金、人才与多中心研究网络缺乏、审批烦琐等问题⊜。近年来，临床研究方面的培训、人才激励政策、平台建设和研究型医院的提出为推进高质量临床研究奠定了基础。

因此，临床研究与价值医疗的核心一致，都是以患者为中心，提高医疗质量，促进疾病诊治、康复、预后和预防及健康，改善患者生存质量，提高患者满意度。以创新为基础、以患者为中心的临床研究为价值医疗转化提供强劲的动力，为持续推动提升患者临床疗效及成本优化提供坚实基础。

3.6.2 基于价值的临床研究对价值医疗的贡献

价值医疗的核心主要体现患者的价值，首先要解决的就是

⊖ HOVERMAN J R. Rethinking clinical oncology drug research in an era of value-based cancer care: A role for chemotherapy pathways [J]. Cancer Medicine, 2020, 9 (15): 5306 – 5311.

⊜ 容榕，肖晗，彭穗. 中国临床研究的发展趋势及特点分析 [J]. 现代医院，2021，21 (4): 561 – 563，567.

如何增加疗效，也就是说，在整个价值医疗实践的过程中，首先开展医疗疗效和成本的评估，再根据疗效与成本进行新技术、新疗法、新策略的研究、推广、应用，改善疾病状况，甚至保障人体健康的全程均需要基于循证医学的临床研究参与，利用临床研究来评价潜在治疗新方法与新策略的安全性和有效性。同时也会评估新药物或新疗法与已有的有效药物或方法结合应用是否有额外的效果，患者是否有额外获益。正确的疗效评估既能体现医疗机构的差异和竞争优势，又能使大部分医院找到改进的目标；同时，疗效评估伴随着患者继续求医和消耗医疗资源，能帮助正确审视并合理规避持续的医疗负担，这些要素也正是价值医疗的体现。价值医疗中分层级的结局评价，都与临床研究密切相关。第一层级主要评估患者达到或维持的健康状况，以患者的生存和健康作为指标来评判达到的临床效果与功能效果；第二层级主要评估患者恢复过程，以患者健康所需的时间和省去的治疗过程来评判患者并发症的治疗、再次入院等情况；第三层级评估患者健康的持续性，以健康或恢复的持续性及复发的性质、治疗的长期效果来评估长期的临床效果与功能效果。

价值医疗是一个医疗支付体系与人群健康利益最大化的理想模式，各利益相关方应综合考量药物的临床价值、经济价值、患者价值和社会价值，并基于循证进行卫生技术准入和医疗服务决策，从而提升真正有价值的药物的可及性，实现患者获益。价值医疗从产生到落地是政府、学界、产业界、患者和社会组织共同努力的结果，仅依靠政府驱动难以高效推动向价值导向的医疗体系变革。价值医疗是以患者为中心，围绕患者的特定疾病（Condition）的整个医护过程（Full Care Cycle）来开展，这与临床研究的初衷相吻合，两者均需以患者为中心，提升患者的就诊体验，减少患者的医疗费用。在价值医疗的大环境下，临床研究也在发生改变，正在从传统的"基于循证医学的临床研究"（Evidence-Based Clinical Trial）向"基于价值的临床研究"（Value-Based Clinical Trial）转变。

近年来，随着国内外持续加强重大疾病防控、医药技术与产品研发等科技攻关，医学各领域的新技术与新方法、临床转化与产品、临床标准规范与推广的不断进步，临床研究参与价值医疗的各个流程与步骤，不仅在提升医疗质量、改善医疗服务内容方面，还在服务流程、患者体验、减少付费等诸多方面都取得了长足进步。

政策方面，国内外近年来都颁布众多临床研究相关的政策与法规，不仅涉及临床研究中的政策文件和指导原则（包括传染病疫苗、生物样本及临床试验管理、临床数据的使用与管理、设计与实施等），还有针对重大疾病（包括肿瘤、心血管疾病、呼吸系统疾病、肾脏疾病、儿童罕见病等）临床研究的政策文件，医疗技术/产品（如再生医学、基因治疗、人工智能及数字健康产品、生物仿制药、药械组合产品、定制式医疗器械、中医药等）相关的政策文件，以及人类遗传资源的使用与管理相关的政策文件。这些政策法规一方面可以为临床提供有意义的循证医学证据，另一方面可以积累有意义的数据，最终可以指导药物选择用于临床实践。

新技术与新产品方面，有一些药物与技术通过自主创新研发、转化，最终被临床纳入一线治疗。下面就有关新产品与技术经过严格的研究，最终被纳入医保，提高疗效，减少患者费用的临床研究典型事例进行介绍。

1. 伊马替尼对 BCR-ABL 阳性的慢性粒细胞白血病 （Chronic Myeloid Leukemia，CML）患者的疗效改善

CML 是一种获得性造血干细胞恶性克隆性增生疾病。研究表明，在慢性粒细胞白血病中，有 90% ~ 95% 的患者出现费城染色体（第 9 号染色体与第 22 号染色体的易位变异），该易位会导致融合基因 BCR-ABL 的产生，使该酪氨酸激酶持续激活，最终导致 CML 的发生。2001 年，在一项评估酪氨酸激酶抑制剂伊马替尼（Imatinib，STI571）在 CML 中的安全性和疗效的 1 期临床研究中⊖，伊马替尼表现出惊人的疗效：在

⊖ DRUKER B J, TALPAZ M, RESTA D J, et al. Efficacy and safety of a specific inhibitor of the BCR-ABL tyrosine kinase in chronic myeloid leukemia [J]. New England Journal of Medicine, 2001, 344 (14): 1031 – 1037.

干扰素治疗失败或不耐受，接受 300 毫克伊马替尼治疗的患者中，29 例患者（54%）有细胞遗传学应答，其中 7 例细胞遗传学完全缓解。随后，在一项随机对照临床研究 IRIS 中[一]，与 CML 的标准治疗方法 α 干扰素＋阿糖胞苷标准疗法对比，伊马替尼组取得了令人瞩目的疗效：中位随访 19 个月，主要细胞遗传学反应的估计率在伊马替尼组为 87.1%，在 α 干扰素＋阿糖胞苷组为 34.7%（P＜0.001）。基于这些惊人的疗效，美国 FDA 加速批准伊马替尼的上市，WHO 更改 CML 的治疗指南。伊马替尼的出现，开辟了分子靶向治疗的新时代，使 CML 药物治疗成为肿瘤治疗领域的模型。

2. CAR-T 疗法在急性 B 淋巴细胞白血病（B cell Acute Lymphoblastic Leukemia，B-ALL）中的应用

B-ALL 是一种由骨髓、血液中淋巴母细胞的克隆性扩增引发的、多发于儿童的恶性肿瘤。B-ALL 的一线治疗方案为诱导化疗，尽管使用了异基因造血干细胞移植，复发或化疗难治性 B-ALL 患者预后仍然很差。在 2013 年，美国宾夕法尼亚大学的卡尔·琼（Carl June）教授团队基于 2011 年在慢性淋巴细胞白血病（Chronic Lymphocytic Leukemia，CLL）中的治

[一] O'BRIEN S G, GUILHOT F, LARSON R A, et al. Imatinib compared with interferon and low-dose cytarabine for newly diagnosed chronic-phase chronic myeloid leukemia [J]. New England Journal of Medicine, 2003, 348 (11): 994–1004.

疗效果开展了一个 I 期的临床研究⊖，将 CD19 的 CAR-T（嵌合抗原受体 T 细胞免疫）细胞用于两位 B-ALL 儿童患者身上。尽管两个受试者均出现细胞因子释放综合征和 B 细胞发育不全的副作用，但是使用依那西普和托西珠单抗可有效逆转综合征。两名患者均观察到完全缓解，其中一名患者在治疗后 11 个月仍在持续缓解。基于 2 个受试者的小型临床研究的成功引起了世界的广泛关注，各国开始陆续开展基于 CAR-T 疗法的临床试验。一个 II 期单队列多中心的临床研究评估 CAR-T 疗法的疗效，75 例复发或难治性 B-ALL 患者接受了 CAR-T 疗法，3 个月内的总缓解率为 81%，所有对治疗有反应的患者微小残留灶均为阴性。6 个月时无事件生存率和总生存率分别为 73% 和 90%，12 个月时分别为 50% 和 76%，中位缓解持续时间未达到。综合这些结果，2017 年 8 月 30 日，美国 FDA 批准诺华 CAR-T 细胞疗法 Kymriah 上市，用于治疗复发性或难治性儿童、青少年急性 B 淋巴细胞白血病⊜。关于 CAR-T 细胞疗法的临床研究还在持续进行中，以使更多的患者从中受益。此外，通过临床研究可以在一定程度上控制成

⊖ GRUPP S A, KALOS M, BARRETT D, et al. Chimeric antigen receptor-modified T cells for acute lymphoid leukemia [J]. New England Journal of Medicine, 2013, 368 (16): 1509 - 1518.

⊜ MAUDE S L, LAETSCH T W, BUECHNER J, et al. Tisagenlecleucel in children and young adults with B-cell lymphoblastic leukemia [J]. New England Journal of Medicine, 2018, 378 (5): 439 - 448.

本，降低不必要的副作用，从而实现价值医疗。

3. 肺栓塞临床概率（C-PTP）与血清 D – 二聚体水平 联合进行肺栓塞诊断降低临床对 CT 肺血管造影的使用

肺栓塞是呼吸系统一种常见的疾病，是造成心血管疾病死亡的重要原因之一，因此临床需要将有复发或进展风险的肺栓塞患者诊断识别出来并进行进一步的抗凝剂治疗。一直以来 CT 肺血管造影是诊断肺栓塞的方法，对于肺栓塞具有很高的阴性和阳性预测价值，但是它也具有增加辐射暴露危险、费用高、操作费时等缺点。前期通过一系列回顾性的临床试验㊀㊁㊂㊃，研究者发现如果 C-PTP 水平较低的患者血清 D – 二

㊀ LAPNER S T, JULIAN J A, LINKINS L A, et al. Comparison of clinical probability-adjusted D-dimer and age-adjusted D-dimer interpretation to exclude venous thromboembolism ［J］. Thrombosis and haemostasis, 2017, 117 （10）: 1937 – 1943.

㊁ KLINE J A, HOGG M M, COURTNEY D M, et al. D-dimer threshold increase with pretest probability unlikely for pulmonary embolism to decrease unnecessary computerized tomographic pulmonary angiography ［J］. Journal of Thrombosis and Haemostasis, 2012, 10 （4）: 572 – 581.

㊂ VAN DER HULLE T, DEN EXTER P L, ERKENS P G M, et al. Variable D-dimer thresholds for diagnosis of clinically suspected acute pulmonary embolism ［J］. Journal of Thrombosis and Haemostasis, 2013, 11 （11）: 1986 – 1992.

㊃ KEARON C, DE WIT K, PARPIA S, et al. Diagnosis of pulmonary embolism with d-dimer adjusted to clinical probability ［J］. New England Journal of Medicine, 2019, 381 （22）: 2125 – 2134.

聚体水平低于 1000 纳克/毫升，而 C-PTP 水平中等的患者 D -
二聚体水平低于 500 纳克/毫升，则可以排除肺栓塞。是否对
于通过血清学检测可以排除肺栓塞的患者，就没有必要再进
行 CT 肺血管造影检测呢？

　　研究者基于以上的研究结果制定了上述回顾性研究中显示
的诊断标准，开展了前瞻性研究。结果发现，在入组的 2017
名受试者中，1325 名 C-PTP 与血清 D - 二聚体水平显示为排
除肺栓塞的患者中，随访 3 个月均未出现静脉血栓栓塞。该
研究结果表明将 C-PTP 水平与血清 D - 二聚体水平联合，可对
肺栓塞进行排除诊断，使患者免于后续不必要的影像学检查、
减少辐射，同时也可以降低患者的花费。

4. 前列腺特异抗原（Prostate Specific Antigen，PSA）血清筛查使前列腺癌患者获益[一][二]

PSA 是前列腺相关的一种抗原，其主要集中于前列腺组
织，正常情况下血清 PSA 水平通常很低。在前列腺疾病、炎

　　○一　WILT T J, BRAWER M K, JONES K M, et al. Radical prostatecto-
　　　　my versus observation for localized prostate cancer ［J］. New England
　　　　Journal of Medicine, 2012, 367 (3): 203 – 213.
　　○二　GREENE K L, ALBERTSEN P C, BABAIAN R J, et al. Prostate
　　　　specific antigen best practice statement: 2009 update ［J］. The Jour-
　　　　nal of Urology, 2013, 189 (1): S2 – S11.

症或创伤时，PSA 会释放进入血液。PSA 检测可以用于前列腺癌治疗前风险评估及制定治疗策略，早期美国也把 PSA 作为前列腺癌的筛查指标。但是一项临床研究却带来了意想不到的结果：将 PSA 检测异常的 731 名局限性前列腺癌患者，随机分为根治性前列腺切除组与非手术组，在十年的中位随访过程中，364 名接受根治性前列腺切除术的男性中有 171 人（47.0%）死亡，而 367 名接受观察的男性中有 183 人（49.9%）死亡（风险比，0.88；95% 置信区间，0.71~1.08；$P = 0.22$；绝对风险降低 2.9 个百分点）。

该研究表明在早期 PSA 检测发现的局限性前列腺癌男性中，根治性前列腺切除术并没有显著降低前列腺癌死亡率，反而增加了受试者手术后的并发症发生率。基于这些意义重大的研究，美国泌尿外科学会（AUA）更新了 PSA 检测的最佳实践指南：不应该把 PSA 作为前列腺活检的唯一指标，临床医生应该结合年龄、PSA 指标、临床症状等综合进行前列腺癌的诊断。这个案例通过临床研究从患者的受益及风险分析出发，旨在为患者提供更好的检查和治疗策略。

5. 可降解聚乳酸支架（XINSORB）植入手术改善 我国经皮冠状动脉介入治疗疗效

冠心病是由于心脏冠状动脉血管发生动脉粥样硬化病变所引起的，会导致心脏功能不佳和生命危害。冠心病的治疗方法主要有药物治疗、介入（支架）治疗和外科搭桥治疗。冠状动脉支架植入术被认为是经皮冠状动脉介入治疗史上的一项伟大成就，其经历了从经皮冠状动脉球囊成形术，到金属裸支架，再到药物洗脱支架的发展过程。近年来，生物可吸收支架成为研究热点，葛均波院士团队自主研发了XIN-SORB[⊖]，在前期的临床前研究中表现出良好的效果。2013年开始，葛院士牵头全国38个中心的随机对照临床研究，开展XINSORB在人体内的安全性和有效性研究。395例受试者随机接受XINSORB支架（$N=200$）或金属西罗莫司洗脱支架（SESs）（$N=195$）的治疗，经三年随访发现[⊖]，XINSORB和SESs的疗效和安全性相似。生物可吸收支架XINSORB植入后的整个周期为支撑期（术后1年内）、降解期（术后1~3年）和康复期三个阶段，从而实现了血管功能的完全恢复。

除了新技术与新产品，一些新的策略与致病风险因素，通过评估、调研、临床研究，最终被纳入患者一线管理，提高

⊖ WU Y, YIN J, CHEN J, et al. Final report of the 5-year clinical outcomes of the XINSORB bioresorbable sirolimus-eluting scaffold in the treatment of single de novo coronary lesions in a first-in-human study [J]. Annals of Translation Medicine, 2020, 8: 1162.

⊖ WU Y, YAO Z, YIN J, et al. Three-year clinical outcomes of a sirolimus-eluting bioresorbable scaffold (XINSORB) and a metallic stent to treat coronary artery stenosis [J], Annals of Translation Medicine, 2020, 8: 1489.

疗效、减少患者费用的实例也比比皆是，下面就相关典型案例进行介绍。

1. 生活方式干预对糖耐量受损患者的影响

糖尿病已经成为全球继肿瘤、心脑血管病之后第三位严重危害人类健康的慢性疾病，每年造成大约 400 万人额外死亡。中国成人糖尿病的患病率已经从 1980 年的 0.67% 增加至 2010 年的 11.6%。肥胖和缺乏运动已被确定为 2 型糖尿病的主要可变危险因素。为了研究运动干预对糖尿病患者的影响，中日友好医院自 1986 年在大庆开展大型的队列研究 "大庆糖尿病预防研究"，在经过 6 年的饮食、运动或两者的干预后，参与者的糖尿病发病率总体降低了 51%。后期继续随访 17 年和 23 年的结果显示，接受生活方式干预的参与者视网膜病变发生率、心血管疾病发病率和全因死亡率均有所降低。2019年，研究团队再次报道了 30 年随访结果，576 名糖耐量受损受试者中有 438 名接受饮食或运动干预 6 年，30 年后进行随访：生活方式干预使糖尿病发病率降低了 39%，心血管疾病死亡率下降了 33%，预期寿命增加了 1.44 年。该大型队列研究再次阐明了生活方式的干预对 2 型糖尿病全球流行的作用。在高收入和低收入国家，实施这类干预措施不仅可以改善人民健康和延长寿命，而且从长远来看还可以节省保健资源，可能是达到全球糖尿病患者人数减少目标的最佳途径。

2. 基于全国大型病例对照研究寻找导致癌症发病的风险因素

在中国，癌症是目前导致人类死亡的主要原因。2017 年，我国有近 221 万人死于癌症，占全国死亡人数的 24.85%。由于人口老龄化和增长，以及经济快速发展带来的不健康的生活方式，如缺乏体育活动和摄入高热量的食品，预计这个数字在未来几十年将大幅增加。因此，寻找癌症发病的风险因素，通过初级预防避免暴露于潜在的危险因素之中是减少癌症发生的有效措施。通过一个大型的对照研究⊖，研究者估计了中国境内（不包括台湾、香港和澳门）的 31 个省、自治区和直辖市中可控危险因素导致的成人癌症死亡的比例。研究表明，2014 年中国有超过 100 万例癌症死亡归因于潜在可控危险因素，其中上海的可控危险因素占 35.2%，黑龙江占 52.9%。吸烟、感染和不良饮食是造成癌症负担的主要原因。本报告中针对省份、性别和年龄的调查结果可以作为有用的参考依据，为各省制定更有效的癌症初级预防政策和规划提供信息。每个省的地方决策者应关注主要的潜在可改变的癌症风险因素，并制定有针对性的规划。该研究的结果不仅有很大潜力减轻我国日益加重的癌症负担，而且有助于达到

⊖ CHEN W, XIA C, ZHENG R, et al. Disparities by province, age, and sex in site-specific cancer burden attributable to 23 potentially modifiable risk factors in China: a comparative risk assessment [J]. The Lancet Global Health, 2019, 7: e257 – e269.

"健康中国2030"的目标。

以上案例都从不同的角度，阐释了临床研究对价值医疗的贡献，通过防诊治等综合手段来减缓或停止疾病进程，减轻或消除痛苦，促进人体健康。临床研究是价值医疗中不可或缺的部分。

3.6.3 基于价值的临床研究的挑战与展望

由于临床研究和价值医疗都是直接面向人群的，应遵从三项原则。① 系统性的衡量：从患者的全程医疗照护周期出发，系统性地衡量以患者为中心的临床疗效以及相关的成本；② 明确患者细分群体：明确定义患者人群，以及相关的临床疗效和成本；③ 定制化的干预方式：在以上基础上，为细分的患者群体制定特定的健康和医疗干预措施，提升医疗价值。

未来，随着经济社会的快速发展，人们对生活质量和健康水平的需求不断提升，疾病的模式也在发生快速变化，从而推动疾病防控研究和诊疗技术方法的不断变革与发展。

随着信息科学、工程科学、材料科学等学科与生物医学的交叉融合，以及临床研究机构建设的不断完善，临床研究呈现系统性、规范性、协同性、综合性的发展特点，创新成果不断涌现。基于相关临床表现和系统检查来解析发病机制，在发病机制的基础上来研发新技术、新产品、新疗法，通过临床研究进行数据共享，建立统一结构，整合不同数据资源以增加医疗价值。

3.7 基于价值的智慧医院建设

3.7.1 基于价值的互联网医院建设

"互联网+"医疗是指以互联网为载体、以信息技术为手段（包括移动通信技术、云计算、物联网、大数据等），与传统医疗健康服务深度融合而形成的一种新型医疗健康服务业态的总称[⊖]。长期以来，我国卫生健康领域存在着医疗健康服务总体供给不足与需求不断增长之间的矛盾，随着互联网、大数据、人工智能、区块链等新兴信息技术的快速发展，"互联网+"与医疗健康服务深度融合，在解决我国医疗卫生资源分布不均、提高优质医疗资源可及性、推进分级诊疗政策落地、改善患者就医体验等方面发挥了巨大作用，给人民群众带来了优质、安全、便捷、高效的"互联网+"医疗健康服务。

（一）我国"互联网+"医疗的发展历程

1. 互联网医疗兴起，初步探索线上"轻问诊"服务

21世纪初，以丁香园（2000年）、挂号网（2010年，微

⊖ 孟群. "互联网+"医疗健康的应用与发展研究［M］. 北京：人民卫生出版社，2015.

医前身）、春雨医生（2011 年）、平安好医生（2014 年）等一批互联网企业为代表的互联网医疗服务平台逐渐涌现，线上服务以"轻问诊"为主，如预约挂号、在线咨询、健康科普、诊后管理等非医疗核心业务。这一阶段具有重要意义，不仅让百姓感受到了互联网医疗带来的便捷，同时也让大批医生开始接受并利用互联网提供线上服务，给互联网医疗的后期发展奠定了基础。

2. 互联网医院出现，服务内容向医疗核心业务延伸

2015 年 12 月，桐乡市政府和微医集团共同成立全国首个互联网医院——乌镇互联网医院，首次实现了"在线预约—在线诊疗—在线处方—在线支付—药品配送"的线上诊疗模式，此后，全国范围内开始了第一轮互联网医院建设热潮。2016 年，国家鼓励开展互联网医疗健康服务，并将互联网医疗纳入了《"健康中国 2030"规划纲要》，提出要创新互联网医疗健康服务模式，持续推进覆盖全生命周期的预防、治疗、康复和自主健康管理一体化的国民健康信息服务。

3. 国家政策密集出台，推动互联网医疗健康规范发展

2018 年 4 月，国务院发布《关于促进"互联网＋医疗健康"发展的意见》，允许依托医疗机构发展互联网医院；同年 7 月，国家卫健委发布《互联网诊疗管理办法（试行）》《互联网医院管理办法（试行）》《远程医疗服务管理规范（试

行)》三份文件，明确界定了互联网诊疗的范围和互联网医院的建设要求，划清政策"红线"○。2019 年，《药品网络销售监督管理办法（征求意见稿）》和《关于完善"互联网＋"医疗服务价格和医保支付政策的指导意见》两份文件出台，网售处方药不再被禁止，并将符合条件的互联网医疗服务纳入了医保体系。

各地卫生部门也响应国家号召，结合自身情况，积极探索互联网医疗服务。例如，贵州、四川、江苏、宁夏等省份针对远程医疗服务项目，出台了收费价格、报销等相关政策，并将符合条件的诊疗服务纳入医保支付范围，主要包括远程会诊、远程门诊、远程诊断、远程监测等，以医疗机构级别与医生职称的高低来定价○。

4. 新冠疫情推动新一轮互联网医院建设热潮，公立医院成为主力军

在新冠疫情暴发期间，政府连续发布了《关于在疫情防控中做好互联网诊疗咨询服务工作的通知》《关于推进新冠肺炎疫情防控期间开展"互联网＋"医保服务的指导意见》等多份政策文件，打通了医保、支付等互联网医疗的关键环节，

○ 琚文胜，陈校云，殷伟东，等. 我国互联网医疗政策的演进与发展 [J]. 中国数字医学，2021，16（4）：1－8.

○ 崔文彬，张焜琨，顾松涛，等. "互联网＋"医疗服务纳入医保支付范围研究 [J]. 中国医院，2020，24（3）：4－6.

鼓励开展在线咨询、在线复诊及药品配送服务，要求充分发挥互联网医院、互联网诊疗的独特优势，助力疫情防控工作。

据"互联网医院高质量发展高峰论坛"以及国家远程医疗与互联网医学中心和健康界联合发布的《2021 中国互联网医院发展报告》数据显示，目前全国共有 31 个省市自治区、直辖市已建设有互联网医院，互联网医院整体数量从 2018 年 12 月的 100 多家增加到 2021 年 6 月的 1600 多家。公立医院成为互联网医院建设的主力军，占比近 7 成，其中，三级医院占比超过 8 成。三级医院除了拥有较高的信息化建设水平、资金投入以及业务量，建设智慧医院、实现数字化转型的发展要求，也促使建设互联网医院成为必然趋势。

5. 已形成覆盖诊前、诊中、诊后全流程线上线下一体化的医疗服务新模式

新冠疫情期间，医疗机构通过互联网医院平台，为患者提供了线上问诊、送药上门等服务，缓解了患者的焦虑情绪，降低了院内交叉感染风险，助力疫情防控工作。在疫情常态化防控时期，越来越多的医疗机构以建设互联网医院为契机，将医疗服务向诊前和诊后延伸，加快打造覆盖就医全流程的互联网医疗服务新模式。在诊前，互联网医疗服务为患者提供预约挂号、预约检查、在线咨询等服务，部分医院还利用人工智能（AI）技术实现了智能导诊、智能预问诊等功能，

推进精准医疗，提升服务效率；在诊中，互联网医疗服务为患者提供包括在线支付、在线医保实时结算、报告查询、在线复诊续方、远程会诊、远程联合门诊等服务，扩大了医疗资源的覆盖范围；在诊后，互联网医疗服务还可以为患者提供慢病及术后随访、远程康复指导、远程护理、健康教育等服务，部分医院还可以借助患者的可穿戴医学设备，开展远程心电诊断、远程健康监护等服务项目，不断推动互联网医疗服务向着纵深领域发展[⊖]。

（二）"互联网 + " 医疗的重要价值

"互联网 + " 与医疗领域的融合，创新了服务流程，改变了服务方式，提升了服务能级，突破了时空限制，让患者"一部手机全程就医"成为可能，形成了一种全流程、线上线下、医患互动、区域联合、协调统一的健康服务新模式。

1. 改变传统就医方式，重塑患者就医服务流程

在服务流程上，互联网医院实现了预约挂号、移动支付、手机签到等自助服务，避免了窗口或自助机前大排长龙的现象，部分医院还开通了医保患者的在线实时结算功能，扩大了受众范围，改变了挂号、缴费、取药排队时间长，就诊时

⊖ 何雪松，罗力. 互联网医疗的应用现状和发展趋势 [J]. 中国卫生政策研究，2018，11（9）：71 - 75.

间短的"三长一短"现象，提升了患者就医满意度。在就医方式上，患者从传统的"到医院就医"实现了"家中就医"，基于在线复诊、在线续方和药品配送到家等互联网医疗服务，患者可居家或在灵活时间内完成诊疗，极大程度上提高了就医效率和便捷性，同时，也减少了患者赴医院就医的时间，降低了交通、住宿、餐饮等成本，减轻了经济负担。

2. 改变医疗服务提供方式，发挥医生个人价值

医疗服务提供方式从"诊间面对面服务"转变为"家中一部手机提供服务"，医生可以在自己碎片化或业余时间内，使用移动设备与患者进行远程沟通，完成在线咨询或在线复诊续方等服务，还能够给患者普及健康知识，指导健康生活方式，做好疾病预防和保健工作。医生不仅是疾病治疗者，同时也是健康管理者。此外，互联网医疗开拓了医生多点执业的新路径，医生有更多的机会和通过更多的平台参与到互联网医疗中，而不仅仅局限于某一家医院，将个人价值和社会价值通过互联网平台充分展现[一]。

3. 促进优质医疗资源下沉，推动分级诊疗政策落地

医疗机构可依托医疗联盟、医疗联合体等平台开展远程联

○ 孔祥溢，王任直."互联网+医疗"重构中国医疗生态圈的现状与思考 [J]. 医学信息学杂志，2016，37（3）：46-52.

合门诊，这是一种密切联系当地医院，固定出诊专家排班，在当地医院专科医生的陪诊下，为当地门诊预约专科患者提供医疗服务的互联网诊疗模式。尤其对于农村和偏远地区的患者而言，他们可以在当地获得优质的医疗服务，这在一定程度上缓解了我国医疗资源配置不均衡的问题。此外，医疗机构还可以与社区医院合作，建立起"基层首诊、双向转诊、急慢分治、上下联动"的分级诊疗模式，实现专科医生与全科医生共同诊疗，既能让患者"少跑医院"，又能缓解大医院人满为患的就诊压力，同时能够提升社区医院诊疗水平○，推动分级诊疗政策落地。

4. 提升区域性卫生健康管理水平，提高公共卫生服务能力

近年来，部分省市着手探索"互联网＋医疗健康"的区域性应用，旨在让"互联网＋医疗健康"服务覆盖到更广泛的人群，实现居民的全生命周期管理，推动公共卫生服务均等化、普惠化，全面提升公共卫生服务与监测评估能力。例如，原上海市卫生局与申康医院发展中心在 2012 年已完成了覆盖全市 34 家三级医院和 17 个区县所有医疗机构的基于健康档案的卫生信息化工程，实现了健康档案和检查检验报告

○ 朱海燕，张琳熠，杨骁俊，等. 互联网医院模式下的医联体分级诊疗服务探索及初步实践 [J]. 中国卫生标准管理，2021，12 (5)：9–13.

网上查询、网上预约、慢病全程管理、重复检验检查和用药提醒、院际协同医疗六大类业务应用，并形成 3000 万个诊疗档案库[一]，方便了居民的诊疗活动。

（三）"互联网＋"医疗的国际经验

20 世纪 90 年代，美国通过制定保险计划支付、医药分离、医生多点执业等相关政策引导医院使用互联网医疗，目前其互联网医疗服务已基本覆盖各个医疗服务环节[二]。美国互联网医疗以远程医疗为主，即由授权的医疗机构提供的、通过远程电信通信系统开展的就诊服务[三]。2010 年，《平价医疗法案》的颁布，加大了互联网医疗服务报销范围和力度，推动了美国远程医疗的发展，各医院使用远程医疗的积极性大幅提高[四]。2014 年，CMS 在"医生支付价格目录"中添加了

[一] 刘晓强，华永良，薛成兵. 我国医院信息化发展历程浅析 [J].
中国卫生信息管理杂志，2016，13（2）：142 – 152.

[二] 李韬，冯贺霞. 数字健康发展国际经验与借鉴 [J]. 医学信息学
杂志，2021，42（5）：2 – 8.

[三] Centers for Medicare & Medicaid Services. Medicare Program；Revisions to Payment Policies Under the Physician Fee Schedule and Other Revisions to Part B for CY 2018；Medicare Shared Savings Program Requirements；and Medicare Diabetes Prevention Program [EB/OL].（2017 – 11 – 15）[2020 – 03 – 06]. https：//www. govinfo. gov/content/pkg/FR – 2017 – 11 – 15/pdf/2017 – 23953. pdf.

[四] 卢中南，毛洁，卢伟. 简析美国远程医疗的发展现况和监管模式
[J]. 中国卫生监督杂志，2018，25（3）：352 – 355.

4 个远程医疗服务的收费编码，这代表着美国的远程医疗服务首次被纳入支付的范围，至 2019 年已有 96 个远程医疗服务的收费编码[一]。

在远程医疗服务标准方面，美国政府做了严格的限制。首先，只有通过 CMS 资格评定的医疗机构和医疗从业人员允许开展远程医疗服务项目，服务提供者可以是医生（包括全科医生和专科医生）和执业护士等。在远程医疗收费价格方面，主要是基于相对价值比率模型（Resource-Based Relative Value Scale，RBRVS）来确定的，根据健康体检访问、心理治疗、精神情况分析和长期护理评估等几类不同的远程医疗服务制定不同的支付价格，总体上远程医疗的相对价值比率低于传统医疗[二]。

在互联网医疗服务范围方面，2017 年的 5 月，美国对互联网医疗政策"大松绑"，全美国范围放开互联网医疗首诊，开展针对特定病种的远程诊断服务[三]。在信息安全与隐私保护

○一 KVEDAR J, COYE M J, EVEREET W. Connected health: a review of technologies and strategies to improve patient care with telemedicine and telehealth [J]. Health affairs, 2014, 33 (2): 194 – 199.

○二 符雨嫣，宣建伟，韩屹，等. 美国"互联网＋医疗"服务及对我国的启示 [J]. 中国卫生经济，2020，39 (4): 94 – 96.

○三 DORSEY E R, TOPOL E J. State of telehealth [J]. New England Journal of Medicine, 2016, 375 (2): 154 – 161.

方面，美国早在 1996 年就已出台了《健康保险携带和责任法》《经济与临床健康信息技术法案》等专项法案，规定 18 类隐私信息、界定医疗信息电子化等细节，并制定了相应处罚和整改措施。在医疗保险报销方面，美国已有 29 个州制定了远程医疗法案，联邦和 48 个州都制订了对应的远程医疗补助计划，为远程医疗服务纳入医疗报销提供依据[○]。

此外，英国、丹麦、加拿大等国家的互联网医疗的发展也已较为成熟。英国的互联网医疗体系包括国家层面的中央服务系统 NHC、地方层面的初级医疗保健服务系统 Albasoft，以及基于自我健康管理和护理需求的服务系统 NHC Choices、Grey Matters、Cellnovo、Handle my Health 等。丹麦创建了两个比较成熟和便捷的中央医疗保健数据网络系统 Sundhed. dk 和 MedCom，丹麦人可以使用数字签名访问 Sundhed. dk 来预约医生、订购药物和更新处方、查看药物记录和健康数据，并与医疗卫生当局沟通[○]。加拿大以全国标准统一、可共享的电子健康档案为核心推进医疗健康信息化建设，实现从本地、区域、省到全国的点到点电子健康记录信息共享和互操作，基

○ DORSEY E R, TOPOL E J. State of Telehealth［J］. New England Journal of Medicine, 2016, 375（2）: 154 – 161.

○ 寸待丽，崔文彬，于广军. "互联网 +" 医疗服务的国际经验及借鉴［J］. 中国医院，2020，24（3）: 13 – 15.

本实现了区域内实验室信息、药物信息、诊断成像等系统互联互通⊖。

（四） 我国"互联网＋"医疗存在的问题与挑战

互联网医疗让患者随时随地享受到便捷、优质的线上医疗服务，然而，互联网医疗在发挥积极作用的同时，也面临着一系列的问题和挑战，亟须关注和解决。

1. 互联网医疗服务范围界定尚不清晰，收费价格标准有待完善

在互联网医疗服务范围方面，国家相关政策文件对于复诊的界定仅仅是"确定患者在实体医疗机构明确诊断为某种或某几种常见病、慢性病后，可以针对相同诊断进行复诊"，而对于时间期限、就诊医院、疾病范围等方面没有更为明确的规定。有的医院将复诊范围限定为"3 个月内在本院同一科室就诊过且有相同诊断的患者"，并通过技术手段加以限制，有的医院则将其他医院进行初诊的患者也认定为复诊患者，交由医生进行判定，长此以往，必然会产生一定的医疗风险。

在互联网医疗服务价格方面，根据相关政策规定，目前在线咨询为免费提供，在线复诊由不同级别医务人员提供服务

⊖ 郭珉江，代涛，万艳丽，等. 加拿大卫生信息化建设经验及启示 ［J］. 中国数字医学，2015，10 （7）：15－19.

的均按普通门诊诊察类项目价格收费，仅有部分省市出台了相关价格政策并纳入医保支付范围。这样的价格政策必然会导致医疗机构逐渐降低开展互联网医疗服务的积极性，这也造成了部分医疗机构为了完成政治任务建设互联网医院，而实际业务却寥寥无几的现象。医疗服务价格应当充分体现医务人员的劳务价值，提高医务人员的积极性和主动性，这也是为患者提供优质的互联网医疗服务的必要因素。

2. 缺少对互联网医疗服务的监管机制和考核评价体系

互联网本身具有"开放性和虚拟化"的特性，而医疗有着"严谨性和科学性"的要求，这两种性质不完全一样的东西融合，给现有传统医疗监管体制、监管重点、监管手段等都带来了全方位挑战⊖。与传统医疗的监管不同，互联网医疗采取"网络患者—网络平台—网络医生"的模式，患者、医生、平台、监管机构四者之间在空间上相互分离，不存在地域限制，传统的患者监督、医务人员执业认证、医疗范围和质量、行政监管职责划分等机制都难以奏效⊖，需要继续健全互联网医疗质量和行为的监管法律法规，以满足互联网医疗

⊖ 魏明月，崔文彬，王淑等．互联网医院风险分析与管控策略［J］．中国卫生资源，2020，23（2）：99-101．

⊖ 马骏，马源．"互联网＋"新模式监管制度创新的建议［J］．行政管理改革，2019，115（3）：50-59．

健康规范发展的需求。

此外，目前我们仅有部分省市对互联网医疗服务的开展进行了考核评价，如上海"十四五"卫生健康发展指标中增加了"三级医院复诊患者中使用互联网诊疗的比例"，要求在2025 年达到 10%，贵州省政府办公厅印发的《远程医疗服务管理办法》将远程医疗服务工作纳入晋升卫生专业技术职务以及等级医院评审的必备条件。通过对互联网医疗服务的考核与绩效评价，我们可以全面分析与评估互联网医疗服务的质量效率，为推动互联网医疗高质量发展提供参考依据。

3．互联网医疗质量和患者安全存在风险

互联网医院是依托实体医院建立起来的，互联网医疗服务的质量安全要求应当和线下保持一致，然而，医务人员在互联网平台上无法进行查体，只能通过问诊来做出诊断和治疗建议，诊疗的准确性势必会受到影响，容易增加误诊风险。另外，提供互联网医疗服务的执业人员是否具有资质、诊疗行为是否规范、处方是否合理等，都会给医疗服务质量和患者人身安全带来较大影响，特别是在第三方平台上开展的诊疗，如果监管不到位，在互联网诊疗活动中会很容易发生医疗损害责任风险○，而一旦发生医疗纠纷或医疗事故，国家尚

○ 崔文彬，顾松涛，寸待丽，等．"互联网＋"医疗服务纳入医保支付后的风险及管控建议［J］．中国医院，2020，24（3）：10－12.

没有明确的法律法规对此进行责任认定，因此，亟须提高监督管理力度，构建完善的互联网医疗质量管理机制，有效保障患者的医疗质量安全。

4．互联网医疗数据安全和患者个人隐私面临挑战

随着互联网医疗服务的大量开展以及多方的不断介入，互联网医疗信息安全问题会更加突出。互联网医疗服务开展形式不同于传统的医疗服务，侵权主体存在多样性，传统医疗模式下患者与医生面对面交流，患者隐私仅在局部范围内公开，但在互联网医疗服务模式下，可能会涉及第三方平台和网络服务商等新的参与主体，增加了隐私泄露风险⊖。而在现有法律制度中，国家对数据的保护、对医疗信息的保护、对个人隐私的保护，都是碎片化的规定⊖，缺乏实质性的立法。因此，除了相关人员和平台自身需要加强隐私安全意识外，仍需要政府出台互联网隐私保护相关的法律法规，保障患者隐私信息安全。

（五）"互联网＋"医疗的未来发展路径

当前我国互联网医疗正面临多方面机遇：一是国家政策不

⊖ 马文瑞，于凯，姜茂敏. 互联网医疗患者隐私保护对策探讨[J]. 中国卫生事业管理，2021，38（5）：366－368，389.

⊖ 姜盼盼. 大数据时代个人信息保护的理论困境与保护路径研究[J]. 现代情报，2019，39（6）：149－155.

断出台，大力推动互联网医疗行业迅速发展；二是人们接触到了互联网问诊这种新型医疗服务模式，其价值获得了社会多方认可；三是随着健康中国战略的推进以及人民对医疗健康需求的不断增长，互联网医疗市场需求空间迅速扩大。

目前，互联网医疗仍处在初期探索阶段，为实现互联网医疗高质量、可持续、健康发展，除了在价格收费政策和资金投入等方面给予支持，可以考虑从以下几方面着手。

一是继续以人民医疗健康需求为核心，推动互联网医疗健康服务向纵深发展。 2020 年 12 月，国家卫生健康委发布了《关于深入推进"互联网＋医疗健康""五个一"服务行动的通知》，要求进一步聚焦人民群众看病就医的"急难愁盼"问题，持续推动"互联网＋医疗健康"便民惠民服务向纵深发展。在总结前期经验的基础上，要进一步探索创新医疗健康服务应用新模式，做到让"群众少跑腿，数据多跑路"，不断优化资源配置，提升服务质量效率。

二是建立区域卫生信息平台和互联网医疗服务中心，提升互联网医疗服务能级。 卫生相关部门应当着眼建设"整合型医疗服务体系"，建议结合紧密型医联体的建设发展，通过建立卫生信息共享平台和互联网医疗服务中心，解决基层医疗机构开展互联网医疗服务的资金、技术与服务保障等难题，推进区域内居民健康信息的互联互通和优质医疗资源的共享，协助区域内医疗机构开展双向转诊、远程会诊等服务，不断优化医疗资源区域布局，提升互联网医疗规模效益。

三是充分利用互联网医院平台，形成线上线下一体化的医疗服务新模式。借助互联网医院平台，医疗机构要积极探索精准医疗、价值医疗，特别是三级医院，在医疗服务供给饱和的情况下，可以将简单的复诊配药移至线上完成，将线下医疗资源留给真正有需求的疑难疾病患者，建立起包括线下初诊检查、线下治疗或手术、线上复诊续方、线上随访管理及健康指导等环节的线上线下一体化的全流程医疗服务新模式，实现精准引流和精准服务，从而充分体现医院功能定位和医疗服务价值。

四是通过互联网信息技术，提供全生命周期健康管理和慢病全程管理。实现全生命周期的慢性病健康管理是"健康中国2030"的重要战略规划，同时也是互联网医疗未来的主要发展内容之一，建议聚焦重点人群和重点疾病，综合运用物联网与人工智能技术，不断完善医疗联合体体制机制，建立投入保障、价格、医保支付与绩效激励机制，真正实现精准个体化健康管理服务。

五是建立良性的生态体系，推动互联网医疗长足发展。充分发挥互联网医疗价值，从根本上推动互联网医疗发展，关键在于建立良性的生态体系，主要包括药品配送平台（药品供应商与零售药店）、第三方检查检验平台、保险支付平台（社保与商保）以及与社会互联网医疗平台的协作等，并进一步完善相关政策，促进形成新的价值网络体系，这样才能真正做到为患者提供优质、高效、便捷的互联网医疗服务。

未来，"互联网＋"医疗依然要坚持以人民健康为核心要素，遵循公益性和医疗服务的本质，强调需求导向、问题驱动，围绕医改的重点目标和工作任务，以互联网信息技术为抓手，通过技术革新带动医疗行业的升级，不断探索"互联网＋"在医疗健康领域的创新应用和服务模式。

3.7.2 基于价值的医院数字化转型探索

1. 三位一体的智慧医院建设引领医院高质量发展

智慧医院目标的提出和建设在医疗行业信息化发展的深度和广度上产生了革命性的影响，成为引领医院高质量发展的核心驱动力。2021 年 6 月初，国务院办公厅发布《关于推动公立医院高质量发展的意见》，提出引领公立医院高质量发展，推动云计算、大数据、物联网、区块链、第五代移动通信（5G）等新一代信息技术与医疗服务深度融合，推进智慧医疗、智慧服务、智慧管理"三位一体"的智慧医院建设和医院信息标准化建设，这是国家层面对智慧医院建设提出的明确要求。

近十年来，中国医院信息化建设的理念、思路和方法得到了迅速发展。从 20 世纪 80 年代开始，国内医院开始信息化建设，逐步在全国各级医疗卫生机构中建立、发展各类信息管理系统，从最早的单机版系统逐步发展为现今的网络版系统，从最早为进行财务管理、药品管理开始应用，历经HIS⊖、LIS⊖、PACS⊜、CIS^四、EMR^五等各类应用医疗信息系统的成长、成熟，到如今已发展成为全院级业务、管理、科研、服务全方位功能强大的神经网络系统。全方位的医疗信息系统通过实现多元异构系统的互联互通和互操作，优化医疗业务流程，实现闭环管理、智能决策和智能引导，以构建"智慧医疗、智慧服务、智慧管理"的多位一体的智慧医院为目标。面对突如其来的新冠疫情，以满足疫情下的就医需求为契机，进一步引入云计算、大数据、物联网、人工智能等新兴技术，大力发展互联网医疗，快速推动建设公立医院互联网医院，重塑医疗管理和商业模式，整合应用服务能力，带动医院服务效率和质量能力的提升，实现更高水平的价值医疗服务能力，满足全社会更加便捷、可及、高水平医疗服务的需求。

以"三位一体"智慧医院建设为核心的医疗数字化转型

⊖　HIS：医院信息系统。

⊜　LIS：实验室信息系统。

⊜　PACS：医学影像存档与通信系统。

四　CIS：临床信息系统。

五　EMR：电子病历。

提升了整个医疗、医药、医保行业的效率，并降低了系统运行成本，让以价值为基础、以患者为中心的"价值医疗"得到很好的落地。

2. 医疗数字化转型促进价值医疗回归

数字化正以不可逆转的趋势改变人类社会，特别是新冠疫情进一步加速推动数字时代的全面到来。国家"十四五"规划和 2035 年远景目标纲要都明确提出"加快数字化发展""建设数字中国"等。数字化已逐渐成为推动经济社会发展的核心驱动力。上海、浙江等发达地区紧跟数字中国建设发展的步伐，制定了数字城市建设的发展路径。2020 年年底，上海市发布《关于全面推进上海城市数字化转型的意见》（以下简称《意见》），明确了城市数字化的总体要求，为科学有序推进城市数字化转型提供了基础政策框架。针对医疗数字化转型，《意见》中提出将"结合新技术与新制度供给，以数字化推动公共卫生、健康均衡、精准、充分发展，打造智慧医院、数字化健康城区示范场景"，进一步聚焦医改民生问题，全力推进医疗数字化转型的相关工作。医疗数字化转型的本质是以医疗业务为核心，以信息化技术为支点，将无数由实物、人、传感器、管理节点构成的路网以及无数的管理规则，通过数字化的形式再造，实现对医疗服务价值链的优化、创新和重构。为推动上海市医疗数字化转型工作，2021 年 6 月，上海市卫健委印发了《上海市"便捷就医服务"数字化转型工作方案》，要求全市医疗机构开展"便捷就医服务"医疗数字化转型试点工作，让数据赋能，提升支撑，梳理医疗民生服务环节瓶颈问题，加快形成应用，以数字化转型推动医院医疗服务系统的流程再造。在政策和技术的双重加持下，医疗数字化进程不断加速，医疗服务水平大幅提升，向真正以患者为中心的服务模式加快升级转型。

相比于传统以医疗机构为中心的医疗服务模式，价值医疗强调以患者为中心，充分考虑患者在医疗全流程中的需求和体验，致力于为患者提供连续的、高价值的医疗服务。上海医疗数据字化转型探索运用 5G、大数据、人工智能等数字化技术，推动医疗健康服务体系流程再造、规则重构、功能塑造、生态新建，聚焦解决医疗服务升级、优质医疗资源可及、医疗支付改善等患者全流程就医需求和问题，以全面数字化转型优化就医服务流程，覆盖诊前、诊中到诊后，以智慧医疗、智慧服务、智慧管理为抓手，构建智慧医疗服务新模式，实现医疗体系的重塑和以患者为中心的医疗价值回归。上海医疗数字化转型通过建设"精准预约""智能预问诊""互联互通互认""医疗付费一件事""电子病历卡""线上核酸检测""智慧急救"七大"便捷就医服务"应用场景，以患者为中心，推进数字化与智能化应用，推动流程革命性再造和高质量发展，提升患者的就医便捷度和获得感。

（1）精准预约，减少就诊等候时间，缓解患者"挂号难"：基于互联网线上服务，实现患者居家预约即付费的"在线挂号付费零等待"，优化号源时段，提升预约精度，缩短就医等待时间，缓解患者"挂号难"。

（2）智能预问诊，医患信息提前互动，提高诊疗效率：利用患者诊前等待时间，引导患者通过掌上预问诊服务系统描述病情与症状，形成患者主诉并传输到医院信息系统中，帮助医生提前快速采集病史。

（3）互联互通互认，减少"重复检查"，减轻群众就医负担：利用信息化手段打通各级医疗机构上下环节、诊疗数据互通，实现公立医院机构检验、检查信息互联、互通、互认，并智能提示医生可以查阅相关检查、检验项目的互认结果，避免"不必要"的重复检查。

（4）医疗付费"一件事"，缓解"排队长、缴费慢"：全面支持"医保电子凭证"实名认证与身份校验，使用银联、微信、支付宝等支付渠道实现就医"脱卡""扫码"支付和诊间信用无感支付，不必再多次排队缴费。

（5）电子病历卡与电子出院小结，方便患者"随身带、随时查"：实现群众使用智能手机访问"随申办"移动端就可查询和调阅本人诊疗信息和出院小结，各市级医院医生也可实时查询调阅就诊人员的近期就医信息，推动患者电子就医记录"随身带、随时查"的新型服务模式。

（6）线上申请核酸检测及疫苗接种，缓解现场人流压力，筑牢新冠疫情防控：通过信息化手段，打通患者与采样机构、检测机构、管理机构的绿色通道，方便患者在设立互联网医院的市级医院，预约申请新冠核酸检测并完成线上支付，实现线上线下一体化的惠民服务。

（7）智慧急救，争取急症抢救的宝贵时间：通过5G技术与急救信息系统融合应用，加大对急救资源动态分布、院内急诊救治能力、居民健康状况等数据的分析和应用，实行一键呼叫、智慧、调度、精准送院，实现"上车即入院"的新型救治服务模式。

医疗数字化转型，涉及全行业不同机构的"流程再造和智慧创新"，"便捷就医服务"是能够让老百姓有切身感受的创新成果，是推进医疗改革持续进步的有力支撑，是推动数字化转型的新动力，能有效开拓数字医疗价值创新发展新局面。

3．智慧医疗数字化转型应用案例

以上海市儿童医院为例，智慧医院数字化转型的建设由三个要素组成，第一个要素是物联网化，第二个要素是互联网化，第三个要素是智能化。上海市儿童医院围绕医院医疗业务、患者服务和管理运营的不同维度设计了儿童医院智慧医院建设的"5R"模型。"5R"智慧医院有五个核心组成部分：一是面向患者的智慧服务，核心是建设互联网化的患者关系管理系统（Patient Relationship Management，PRM）；二是面向医护人员的智慧医疗，核心是建设智能化的电子病历系统（Electronic Medical Record，EMR）；三是面向科研人员的智慧研究，核心是建设一体化的临床大数据科研平台（Science Research Information System，SRIS）；四是面向医院管理者的智慧管理，核心是建设精细化的医院资源管理系统（Hospital Resource Planning，HRP）；五是面向医联体单位的智慧协同，核心是建设平台化的区域医疗信息系统（Regional Health Information System，RHIS）。

（1）PRM。面向患者服务互联网化，上海市儿童医院依据智慧医院整体架构，分析患者就诊全流程，建立线上线下融合的患者医疗健康服务新模式，率先建立了掌上儿童医院、互联网儿童医院，充分发挥"互联网＋"医疗服务的优势，突破信息交换壁垒和时间地域限制，创新服务流程、就医模式和技术业务，提供预约挂号、费用支付、就诊预检、健康咨询、在线复诊、药品配送、出院随访、慢病管理、健康教育等覆盖诊前、诊中、诊后的全流程医疗健康服务。开通互联网医院线上科普，围绕传染病防控、居家身心健康、儿童合理就医，开展有针对性的健康科普；开通 24 小时免费专科咨询，满足患者疾病咨询及分诊导流需求；打通多渠道一体化预约资源池，精准预约半小时；推动互联网在线预约成为患者就诊预约首选，预约患者候诊时长缩短至 21 分钟；支持检查项目通过手机自助预约，覆盖核磁、心电图、脑电图（彩超）、内镜等医技范围；创新诊前检验流程，前置常规检验申请，优化就医流程，形成了一种全流程、线上线下、医患互动、区域联合、协调统一的儿童健康服务新模式。

（2）EMR。面向临床服务智能化，建设基于知识库的智慧电子病历系统，梳理形成合理用药、输血、手术、护理、检验、检查、护理评估等八大类知识体系，通过构建知识服务引擎，以临床诊断、诊疗症状、检验检查、临床用药、临床指南、手术、护理等为基础，建设临床决策支持系统（CDSS），将临床决策支持系统与电子病历系统进行融合，构建一体化、结构化、无纸化、移动化、智能化电子病历系统。例如：①以医嘱闭环管理为驱动，依据不同年龄段、体重和体表特征实现儿童用药默认剂量自动推荐；②根据儿童个体化用药知识库，实现药物疗效个体化医嘱流程；③根据患者体征和用药医嘱病程的变化，自动进行早期川崎病筛查及丙球无反应预测，更好地协助指导用药；④基于 AI 的儿童骨龄影像辅助诊断系统将医生的阅片时间从 22 分钟缩短至 3 秒钟；⑤利用数据分析技术，自主研发遗传病及罕见病辅助诊断系统 GPS（Genotype Phenotype Search），涵盖 8000 种遗传病及罕见病数据，辅助临床遗传疾病诊疗；⑥借助 VR 游戏技术，通过游戏加强感知觉的训练，开展自闭症（轻度）、多动症、发育迟缓儿童的辅助训练；⑦通过电子病历与知识库系统整合，进一步实现危急值闭环处置、专病辅助诊断、专病临床路径等特色临床决策支持服务。

（3）SRIS。面向临床科研一体化的儿童智慧医院建设，以临床研究为中心的临床信息和生物组学信息整合为基础，实现患者基本信息、病史记录、用药记录、检验检查报告、手术记录等各类诊疗信息与生物样本库数据、医学知识、基因组大数据融合，以疾病为中心，基于专病知识模型形成全维度的专病精准数据库，实现临床症状、疾病、治疗关联规则分析，为临床的回顾性和前瞻性研究提供服务。截至目前，上海市儿童医院共建设了小儿肺炎、消化肝病、内分泌疾病、川崎病、脓毒症等近十个专病数据中心，纳入 658 万份就诊记录、451 万份实验室检验报告、108 万份检查报告、202 万份住院病历记录，完成了 625 项结构化指标和 126 项非结构化指标的模型构建，开展专病辅诊视图、临床药物基因检测、个体化治疗方案推荐等转化服务。

（4）HRP。面向医院精细化管理的智慧儿童医院建设，通过医院多维度数据治理、医疗专题模型分析、实时运营总览构建、医院智慧决策可视化展现，实现对财务运营、后勤物资、物流管理、绩效、人力资源、医疗质量等运营管理数据整合，建立从宏观到微观的数据统计分析，支持医院各类管理业务开展科学决策。医院通过大屏、办公电脑、移动手机等多个渠道，分年度、季度、月度、每天等多个时间，按院区、科室、院长、科主任等多个层级，进行专题数据指标呈现，及时开展运营管理分析，例如：①通过建设物联网与移动互联网的后勤智能运维平台，实现了年度全院能耗同比减少约 251 万元，成本降幅达 13.5%；②率先引入智能物流机器人运送药品，实现任务自动分配、自主导航的智能机器人运送药品，创新性地实现了实时监控、全自动运输、历史可追溯的智慧物流模式，提高医院运营管理效率，降低了医院经营成本，提质增效、推动医院高质量发展。

（5）RHIS。上海市儿童医院面向区域协同一体化建设，构建了"互联网＋儿童医疗联合体"协作平台，探索基于互联网＋的医疗服务模式，将儿联体医疗平台融合至互联网医院，形成儿联体医生、本院医生、患儿以及全流程就医服务的协同效应，通过协作医院线上与专家"面对面"交流，方便患儿得到周到和及时的服务。医院围绕医疗资源整合、医疗信息共享、患者注册管理及儿科人才培养四个方面，建设远程医疗中心、医疗协作中心、人才培训中心和健康数据中心。依托移动互联网，拓展医患服务能力，协同优化区域医疗资源配置，开展医院与医院之间的远程联合门诊、远程联合查房、远程会诊等多种远程医疗服务，提升儿科医疗资源的利用效率和辐射作用，提高区域儿科医疗服务能力，为儿童提供安全、有效、价廉、全程、连续的医疗服务。"互联网＋儿童医疗联合体"协作平台已覆盖上海中西部 5 区 60 余家医疗机构，长三角地区儿童医疗联盟覆盖包括江苏、浙江、安徽三地在内的 13 个省市 34 家医院。截至目前，平台注册医师为 276 人，服务患者约 1.27 万人次。

3.8　基于价值的患者体验管理

医疗服务中关于患者体验评价的意义近年来已日益为各国政府卫生及相关部门所认识，并被广泛应用于医疗服务的质量监管、绩效评价以及医疗保险费用管理等领域。2016 年由世界银行、世界卫生组织和中国财政部、国家卫生计生委、人力资源和社会保障部发布的"三方五家"医改联合研究报告针对中国医改提出多项建议，其中就包括建立和利用卫生服务体系的标准化绩效测量指标。2015 年 1 月，国家卫生和计划生育委员会、国家中医药管理局为加强医疗服务管理，提高医疗服务水平，改善人民群众看病就医体验，发布了

《进一步改善医疗服务行动计划》（以下简称《行动计划》），要求全行业坚持以患者为中心，以问题为导向，围绕人民群众看病就医反映比较突出的医疗服务问题，大力推进深化改革和改善服务，通过改善环境、优化流程、提升质量、保障安全、促进沟通、建立机制、科技支撑等 10 个领域的具体措施，切实改善人民群众的看病就医体验。《行动计划》为期三年，并配套制订了具体的实施方案，是中国首个在中央政府层面，明确提出以改善医疗服务和患者体验为目标的政策性文件。改善患者体验已经成为医疗体系内的重中之重，结合国内外经验，探索适合的患者体验发展势在必行。

3.8.1 国际相关研究

1995 年，托马斯（Thomas）教授正式提出患者体验调查（Patient Experience Survey）这一说法。21 世纪初，经济合作与发展组织（Organization for Economic Co-operation and Development，OECD）和世界卫生组织强调了患者体验在评价医疗服务中的重要性。美国 Picker Institute 作为较早开展患者体验研究的机构，提出的患者体验概念框架较有代表性。具体包括：由获得患者信赖的员工提供有效的治疗；邀请患者参与决策并尊重患者的偏好；及时给予可靠的诊疗建议；给予清楚全面的信息和对自我照顾的支持；提供身体舒适和干净而安全的环境；给予同理心和情感支持；邀请患者家人和朋友参与诊疗；保证诊疗的连续性和平稳过渡。这一概念框架与2011 年英国 NHS 给出的患者体验工作性定义一脉相承。2002年唐纳德·贝里克（Donald Berwick）提出的患者体验概念框架更为简要，包括获得适宜的诊疗、循证的可靠治疗和医患关系三大要素。近年来，也有一些新的概念框架被提出，其中较有代表性的是沃里克（Warwick）框架，2014 年由斯塔尼谢夫斯卡（Staniszewska）等人提出，具体包括：患者的积极参与；服务的响应性；个体化的诊疗；生活经历；诊疗与诊疗关系的连续性；沟通；信息支持。随着患者体验研究的不断丰富，针对患者体验的概念框架也在不断更新，另外，由于评价对象所处的医疗服务体系各有特点，不同文化背景下的患者体验关注点相应地也各有侧重。目前传播最广泛的患者体验定义由美国 Beryl 研究所提出：患者体验是诊疗期间患者感知的所有互动过程，受组织文化影响，提出了指导患者体验评价的工作性定义，概述了患者体验的关键要素，包括尊重患者、服务的协同与整合、信息沟通与健康教育、生理舒适、情感支持、鼓励患者亲属及朋友参与、服务的过渡与连续性、服务可及性。该定义的覆盖面比较广，更加细致具体。

3.8.2 国内相关进展

患者体验研究目前在国内仍处于起步阶段。国内关于患者体验的研究起步较晚，相当长的时间内都集中于患者满意度相关研究。基于中国知网（CNKI）学术趋势分析工具的文献计量结果显示，2013 年以前以"患者体验"为研究主题的中文文献在 CNKI 中年均收录量不足 10 篇，2013 年以后相关研究逐渐增多；相比而言，国内以患者满意度为研究主题的文献自 2008 年在 CNKI 的年收录量突破 500 篇以来，一直呈上升趋势。近年来众多学者相继尝试对患者体验进行定义，北京大学公共卫生学院构建的中国医院患者体验与满意度监测量表（Chinese Hospital Experience and Patient Satisfaction Monitor，CHEPSM）是国内首份涉及患者体验的量表。该量表认为患者体验是顾客体验在医疗服务行业的延伸，是患者就医期间与服务提供者互动过程中产生的心理感受，是基于患者视角，对其就医期间各个服务环节所有的经历、感受和体会的探讨。不同于患者满意度侧重于结局的评价，患者体验关注患者对整个就医过程的服务细节及结果的感受和体会，其调查内容涵盖医疗质量、护理质量、环境、交通、饮食等方面，能全方位反映医疗服务质量。之后，王紫娟等学者在 2019 年对我国三级公立医院门诊患者的就医体验进行了调查，利用

2016—2019 年连续四次"进一步改善医疗服务行动计划"第三方评估的门诊患者调查数据，对门诊患者就诊方式、等待时间、费用和满意度等进行分析。研究发现，改善医疗服务行动应持续改进医疗机构就诊流程和诊区环境，注重人文关怀，切实提升患者就诊舒适性对提升患者就诊体验有重要作用，但研究内容大多集中于对患者的满意度调查。

3.8.3　上海市儿童医院实践和探索

为不断提升患者体验，完善医院就医流程，优化就医环境，上海市儿童医院应上海申康医院发展中心的要求，在院内设立患者体验部，不仅继续采用传统改善患者体验的策略，同时也针对其不够完善之处进行升级和扩展，将患者体验部设为只对医院领导负责的中立部门，其调研、分析、整改报告都独立完成并交由医院领导进行整合与整改，这在很大程度上弥补了过去的不足，进行了富有创造性的改进。

1. 患者体验部工作的总体思路

前期研究发现，就医体验影响因素主要包括就医环境和服务流程、医疗技术、人文关怀和有效沟通、尊重患者隐私及合法权益等，为分析针对这些影响因素患者体验部可以做什么，从什么方向入手，患者体验部首先进行了前期的多方调研和走访，并根据院内已有数据分析了患者体验中存在的问题，形成了患者体验部运行的总体思路。

（1）以与其他职能科室互相补充为前提。在一所医院当中，各类职能部门及临床科室有序运转，各司其职，同时也作为一个整体维持医院的正常运行。患者体验部的设立不是为了改旗易帜、另立门户，而是在不干预现有职能部门工作职责的前提下，职能科室从院方角度出发，患者体验部从患者角度出发，二者合力做好患者服务，提高满意度。患者体验部直接对医院领导负责，再由医院领导分配职能科室交办，职能科室修改完善后再返回医院领导，然后交由患者体验部进行再体验。在这个过程中医院能够最大限度地链接并整合好资源，对患者提出的问题形成良性反馈。

（2）以"患者中心"为切入角度。患者体验部通过转化思路，从患者角度思考，区别于医院管理者从院方角度思考。"健康中国"战略要求以人民为中心，在这样的大背景下，医疗机构"以患者为中心"的发展与改革思路更是必然。医院对自身各项服务和流程轻车熟路，但患者由于陌生的就医环境和对疾病认识不足，会产生就医恐惧和焦虑。患者渴望及时获取相关治疗信息、和医护人员及时沟通、获得优质的医疗服务和便捷的就医措施等。同时，随着医学模式向生物—心理—社会模式转变，医患关系由"以疾病为中心"向"以患者为中心"模式转变，医生不仅要关注疾病，还要关注患者的精神背景和社会背景，重视与患者的沟通，将患者视为医疗上的合作伙伴。

（3）以就医流程全体验为重点。患者体验部以医院就医全流程体验改进为主要内容，区别以往"脚痛治脚、头痛医头"模式，患者体验工作需要联合多部门合力推动。患者从入院到离开，需要历经数道流程，预约、挂号、缴费、看诊、取药、回访，这一系列的流程由多个部门共同运行，患者一般只有产生强烈的情绪后才会向医院反馈，如对服务的不满投诉和送给医生的感谢锦旗，但对于整个过程中患者可能出现的问题，任何一个部门都很难面面俱到，这就需要患者体验部介入患者就医全流程，真正去体验患者的感受，以更加全面系统的方式解决患者的困扰，而非单纯地解决点状问题。

（4）以引导患者参与管理为抓手。建立患者参与管理机制，通过医院相关服务流程的制定和改变引导患者参与。2020 年，中国共产党上海市第十一届委员会第九次全体会议审议通过《中共上海市委关于深入贯彻落实"人民城市人民建，人民城市为人民"重要理念，谱写新时代人民城市新篇章的意见》（以下简称《意见》），《意见》提出了一个重要的概念：人人参与，即努力打造人人都有人生出彩机会、人人都能有序参与治理、人人都能享有品质生活、人人都能切实感受温度、人人都能拥有归属认同的城市。这为医院管理提供了指导性的思路。"患者参与"理念的形成是满足患者在医疗服务过程中诉求的过程，可更好地理解患者在医疗服务中的需求愿景。这就需要医院主动改革，让患者参与到改善医院服务流程的事务中，提高患者的参与意愿、能力和权利，转变医护人员占主导地位的传统思维，为医院管理注入新的活力。

（5）以提升员工服务技能为载体。通过教育课程、情景模拟等形式提高医务人员的服务意识和服务能力，从而达到提升患者体验的效果。针对不同职责的人员应有不同的能力提升方案，如在咨询、投诉窗口应着重培养其沟通能力和耐心，以及遭遇特殊情况时的应变能力，做到在维护医院的同时让患者满意。医患沟通不同于一般的人际交流，其中包含专业技术和人情环境，这就要求相关部门的服务人员必须以心换心、以情换真，站在病患的立场上思考和处理问题。另外，医院还要培养医务人员的科普和宣传能力，以线上与线下相结合的方式为患者做好健康宣教，便于患者对疾病有进一步的了解，促进患者康复。

2. 双重闭环路径的实践和探索

通过前期的调研和分析，上海市儿童医院得出了以"患者中心"为指导思想，以就医流程全体验为抓手，以职能科室、患者体验部互相补充为工作思路，以引导患者参与管理为重点，以提升员工服务技能为导向的患者体验部运行的总体思路。在这些思路的指引下，医院的患者体验工作开始实施，除了保持已有的服务正常开展外，还进行突破性的探索，采用线上与线下相结合的方式，以医务社工为中心，以家委会、第三方社工机构、一线窗口职工代表为抓手，形成双闭环，探索出一套可操作、可推广且实用性强的策略。

在患者体验部的运行过程中，患者体验部扮演的角色是医院场域中各不同主体间的纽带，患者体验部是不同于职能科室本位主义的中立的问题发现者，基于这样的角色定位，目前的医院患者体验部由医务社工主导开展。专业社工在工作过程中不仅会保持价值中立，以客观的视角看到各方的评价，而且由于患者体验部的工作内容并非单一的、孤立的，医务社工的沟通协调和资源链接能力更加有利于患者体验部与各个部门保持良好的沟通，从而将发现的问题予以修正。医务社工既是患者向医院表达意见的传声筒，也是患者和医院之间的润滑剂。

为了便于患者现场提意见，医院首先在门诊设置了患者体验部窗口，由社工部的医务社工定期轮岗。窗口位置设于便民服务中心旁边，可以了解到大部分患者的问题，从而达到收集意见、改进服务的效果。设立问询窗口，可以让患儿和家长在就诊全流程中随时可以咨询、沟通、投诉，帮助患儿和家长考虑问题、解决问题，从患儿的实际需求和就诊感受出发，帮助医院改善工作。此外，患者体验部定期收集发布于互联网医院首页的患者体验意见征集，结合第三方社工机构的调研报告，将经过归纳整理的投诉意见和改进建议及时准确地传递给医院的决策层，并从繁多的投诉信息中发现规律性问题、焦点性问题和带有全局性的问题，对主要问题进行评估、分析、归纳和总结，进而提出改进医疗服务质量的措施，出具整改报告，再交由各职能科室。

3. 设置三个患者体验部抓手

（1）家委会——代表患者发声。上海市儿童医院作为一所儿童专科医院，在多年前成立了家委会，由社会人士以及儿童家长自愿参与，有公务员、律师、记者、社工等不同职业，当前由患者体验部进行组织和管理，希望通过他们在就诊过程中不断"挑刺"，为医疗服务、健康保健提供意见和建议，搭建医院、家庭、社会三位一体的沟通渠道，协助医院提高医疗、护理服务质量，改善整体就诊环境，提升患儿及家长的就医体验，营造良好的儿童健康成长环境。经过多年实践，医院从家委会的平台上得到了很多改善服务的意见和建议，并不断根据家委会建议采取改善举措，如：专为门急诊补液患儿设立爱心移动书屋，让患儿在补液的时候能看到自己喜欢的图书；医院与"快的打车"合作，医院工作人员会为有需要的家长和患儿呼叫出租车，解决当时老人带孩子就诊后打车难的问题；医院组织一批卡通志愿者，不定时穿着喜羊羊、米老鼠、唐老鸭等卡通服装，在门诊住院区域陪伴孩子们游戏，给孩子们带来快乐。同时，音乐快闪也经常在医院门诊大厅举行，一曲"小苹果"让患儿忘却了暂时的病痛，与志愿者一起融入快乐。让孩子们体验到在儿童医院不光是打针吃药，而且还有各种各样有趣的活动，能得到欢乐，从而大幅度改善患者的体验感。

（2）第三方参与——客观评价患者需求。为了充分完善患者体验，医院引入了第三方社会组织，且该组织为社会工作机构，除了第三方本身所具备的中立视角，不偏向任何一方，可以使他们的观察结果更加客观，而社会工作专业会让工作人员更具同理心，能够更好地秉承倾听、尊重等价值观，深入了解患者体验中的"堵点"。

在具体操作中，为了客观全面地了解患者的体验情况，第三方社会组织以全程参与诊疗过程的方式开展工作，从患者走进医院大门开始全程跟随，既是观察者，也是问题收集者。通过这样的方式，患者在就医过程中关于环境、标识、诊疗的意见和遇到的问题都可以直观体现出来，由第三方进行回收和总结，并定期汇报给患者体验部。

由于第三方为社工机构，工作人员都是社会工作者，这一专业本身具有价值中立、不批判、同理等工作原则，擅长交流的他们在与患者相处时更加融洽，并且善于挖掘患者话语背后的意义和需求。同时，第三方的引入也在一定程度上激发了社会活力，体现了公立医院的社会责任。

（3）组织一线职工建言献策——从院方角度看患者需求。医院的一线职工是与患者打交道最为频繁的群体，他们的工作可以非常直观地看到患者在哪些方面会经常出现问题，哪些患者的问询暴露了医院自身存在的问题。因此患者体验部从一线职工入手，可以更进一步了解患者的真实需求。为了营造轻松的交流氛围，医院设置"实话食说"活动，大家一边品尝美食，一边交流关于工作的体会，共同探讨工作中遇到的影响患者体验的事项，并商议策略，收集意见后经过分析整改，将结果反馈给第三方，完成一个闭环。

通过三个抓手的共同作用，再结合线上、线下收集的意见，医务社工进行整理与分析，出具整改报告交由医院领导，再由医院领导交办给各职能科室，各相关科室自主整改，患者体验部提供必要的协助，职能部门整改好后再发送给患者体验部进行再体验，由此往复，形成管理闭环。患者体验部在这个过程中充当中立客观的第三方，直接对医院领导负责。患者体验部与医院领导、职能科室形成第二个闭环（见图 3-11）。

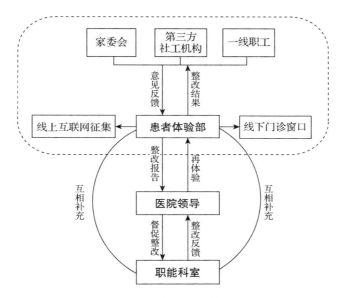

图 3 - 11　患者体验部管理流程

4. 上海市儿童医院患者体验部工作成效

通过调研，患者体验部将所发现的问题根据诊前、诊中、诊后进行了划分，并转交职能部门进行解决。例如，在诊前，医院集中存在的问题是咨询电话接听率低、医院停车不便，职能科室接到整改报告后，由门急诊办公室、信息科、保卫部、宣传文明办进行整改，目前医院推出了电话智能客服和智慧停车，大大减少了患者就诊前的问题以及宣传精准性不足等较多被反映的问题。

在诊中和诊后，患者体验部发现患者到院后出现不会预约挂号、不了解检查报告流程、不会操作互联网复诊等问题。但事实上这些操作流程都数次发布于医院的微信公众号，患者之所以不了解，主要在于过去的宣传精准度不足，不能及时将患者所需的信息推给他们。因此，目前医院开展精准宣传，运用大数据，在患者预约后，将与患者所约科室的有关信息推给患者，从而为他们的就诊过程进行更周全的指导，减少他们在诊中的不解。

5. 改善患者体验的建议

目前，医院在开展患者体验工作时，多立足于以下几个着力点：实施"最多跑一次"改革工作；门诊预约、挂号、导诊、医生护士接诊、化验、检查、取药、取报告，以及智慧医疗、患者隐私等方面；入院与出院办理、诊疗收费、护理服务、医生查房、患者隐私、膳食服务、床边结算等方面；医院整体、硬件设施、患者隐私、诊疗收费等方面；儿童医院作为专科医院，在患者体验方面应有更加特殊的要求。

（1）整合资源成立患者体验部门。目前，尽管各大医院均对患者满意度有着一定程度的重视，对于患者投诉也有专人对接，但均没有成立专门的部门将患者体验工作做深、做实。患者从入院前的预约挂号，到入院检查治疗，再到出院随访，每一个涉及患者体验度的环节都零散地分布在医院的各个职能部门，从而缺少整合患者需求、改善患者体验的能力。因此，医院需要集合力量，成立患者体验部，通过整合功能，让患儿和家长在就诊全流程中随时可以咨询、沟通、投诉，让医院随时改进，不要等出了问题、产生了矛盾再去补救。

（2）增加社工及第三方介入，完善服务举措。在开展患者体验调查时，以社工或第三方的视角介入更有利于发现问题和解决问题。在面对患者时，第三方因其相对中立的立场，可以更好地调和医院与患者的关系。社工还具备一定的研究能力，对于患者体验的相关内容可以进行科学的循证研究。此外，由于医护人员各司其职，对于患者的意见、投诉可能无法及时解决，这就需要借助第三方的力量，将患者在诊疗过程中提出的问题和建议重视起来，及时安抚患者及家属情绪。

（3）提升患者体验相关部门人员的服务能力。针对不同职责的人员应有不同的能力提升要求，此外也要进一步提升医护人员整体的沟通能力。医患沟通不同于一般的人际交流，医生与患者的沟通和解释对患者的整体满意度影响较大。医患沟通包括技术沟通和非技术沟通，对患者的病情、诊断、治疗措施的告知等属于技术沟通的范畴，医务人员与患者的技术沟通是患者满意度感知的重要方面。但在儿童医院中，医院面对的是焦急的家长和无法准确描述病情的儿童，对象十分特殊，这就要求相关部门的服务人员必须注重非技术沟通，站在病患的立场上思考和处理问题。此外，在健康中国的大背景下，医院追求的不应仅仅是治病，预防与治未病成为重中之重，因此医务人员的科普能力也应得到提升。

（4）设计评估工具，完善信息收集方式。儿童专科医院的诊疗对象与一般医院差异很大，考虑到当前我国儿童医疗体系日益受到政府的关注和重视，卫生行政主管部门希望了解儿科患者的就医感受，以便有针对性地制定相关服务和管理政策，然而目前有关患者体验的绝大部分研究没有专门针对儿童设计相应的评估方式和评估内容，而是通过监护人代答的形式开展调查。这种形式对于儿科患者样本来说，数据结果的效度会受到一定影响。因此，探索出一个适合儿童专科医院患者群体的评估方式十分有必要。

此外，传统的患者体验调查一般采用问卷调查的形式进行，但问卷调查的形式在深入了解患者需求建议方面具有一定的局限性，因此许多医院已经开始开展针对患者的质性研究，以质性访谈和焦点小组的形式开展患者体验的信息收集，能够让患者及时提出自己的想法和建议，双方以对等的方式互动，更有利于收集信息。

第 4 章　价值医疗实施的公共政策保障机制

4.1 价值医疗下的医保支付方式改革

支付制度是指卫生服务购买方（政府、医疗保险机构和患者）与卫生服务提供方（卫生机构和医务人员）为了达成相关政策目标和合理补偿而共同遵守的一系列行为准则，主要涉及服务包、支付方式及一系列相关配套措施。支付方式（Payment Method）是支付制度中一个重要的组成部分，是指卫生服务购买方对规定服务的消耗进行补偿的途径和方法，包括对卫生服务提供方的补偿，也包括对覆盖人群的补偿。支付制度的一个核心作用就是通过支付方式所产生的直接或者间接激励效应，改变供方和需方行为。

对于卫生机构来说，支付方式主要包括分项预算、按项目付费、按床日付费、按病例付费、总额预付、按绩效付费、按价值付费等。对于医务人员来说，支付方式主要有按项目付费、工资、按绩效付费和按人头付费等。医保费用支付方式作为一种有力的政策工具，通过经济刺激发挥作用，调控医疗行为，控制医疗费用，配置卫生资源，通过影响医疗服务的数量、质量和效率，进而影响整个卫生服务系统的运行绩效。同时，支付方式的实施效果、群众满意度和资源配置效果又反过来影响着支付方式的调整和改革。

以各国的实践来看，卫生服务提供方的支付方式逐渐从后付转向预付，从投入向单一产出、复合产出，逐渐向以结果为基础的支付制度演变。从最初使用分项预算到现在的按绩效付费，支付方式演变已经经历了四代：第一代支付方式是20世纪初以投入为基础的分项预算。第二代支付方式源于20世纪六七十年代，人口老龄化、疾病谱的改变，以及高科技和新技术的涌现，造成医疗费用不断上涨。为了控制费用，按项目付费、按床日付费、按人头付费、按病种付费、DRG、总额预算等多种不同类型的支付方式才逐渐出现。德国、法国等国家，从按床日付费逐步过渡到DRG。另外一些国家和地区，从简单病种逐渐演变到复杂病种，按照临床相似性和资源消耗的相似性进行分组，慢慢过渡到DRG。到了第三代，在权衡医疗费用和道德风险时，混合支付方式成为一项更优选择。这一支付方式更符合实际，允许在管理成本和理想激励之间权衡。第四代支付方式是通过循证制定临床诊疗规范或者标准治疗方案，以此来评估是否得到某些好的结果，对好的结果予以奖励，这就是按绩效付费（Pay for Performance，P4P）和以价值为基础付费（Value-Based Payment，VBP）或以价值为基础补偿（Value-Based Reimbursement，VBR）。

根据《2019 年全国医疗保障事业发展统计公报》，我国已经有 13.54 亿人口参加全国基本医疗保险，参保率稳定在 95% 以上，基本实现全民医保。2019 年职工基本医疗保险基金收入 14883.87 亿元，同比增长 9.94%，基金支出 11817.37 亿元，同比增长 10.37%；2019 年城乡居民基本医疗保险基金收入 8451.00 亿元，同比增长 7.71%，支出 8128.36 亿元，同比增长 14.23%。以上数据反映出我国医疗保障水平不断提高的同时，医疗费用增速超过医保基金增速，控制医疗费用不合理增长成为医改的核心问题，医保支付方式改革就是最有效的抓手。

4.1.1 DRG/DIP 支付方式改革

1. DRG 支付方式改革

DRG 是将患者患病情况进行综合分析后纳入不同的诊断组打包治疗，实现治疗流程的规范化及治疗费用的可控。具体来说，医院将住院患者按疾病、诊断、年龄、性别等分为若干组，每组又根据疾病的轻重程度及有无并发症、并发症分为几级，对每一组不同级别制定相应的偿付费用标准，患者按这种费用标准对该组某级疾病的治疗全过程一次性向医疗机构偿付。最早的 DRG 是由耶鲁大学罗伯特·费特（Robert Fetter) 教授带领的团队于 20 世纪 70 年代在美国国家卫生财政管理局的资助下发明的。美国政府于 1983 年 10 月起对老年医疗保险制度实行 DRG-PPS 的支付方式，即由实报实销改为定额补偿。相较于按服务单元收费而言，按病种付费分解服务次数的难度要大一些，但这种情况仍然存在。DRG 的优点是能提高医院行为的透明度，增强信息标准化程度；缺点则是费用标准的制定需要大量的信息资料和较高的技术，操作难度大，并且程序复杂，管理费用高，推广使用受到一定限制。

目前世界范围内有 40 多个国家已经实行了 DRG 付费，最早开始实行 DRG 付费的是美国。1983 年，美国以法律形式确定 DRG 预定额支付系统作为老年医疗保险制度的补偿系统。此后 DRG 付费开始从美国引入欧洲、亚洲，各个国家都开始引进并建立适合本国国情的 DRG 付费模式。澳大利亚改良了美国 DRG 付费理念，于 1988 年开始引入 DRG。德国在对美国和澳大利亚的 DRG 系统进行深入研究后，在 2000 年研究开发了适合德国应用的 G-DRG 系统，并由法定医疗保险协会、商业医疗保险协会和德国医院协会共同建立了"医院赔付系统研究中心"。亚洲各国和地区也较早对 DRG 进行了深入研究。日本在 2001 年开发了具有本国特点的疾病诊断分组，韩国在 2002 年推出了预付制与补偿基本医保制相结合的 DRG 付费系统。

国内早在 20 世纪 80 年代末已经开始了对 DRG 的探索和研究。20 世纪 80 年代末，国内学者已经开始从理论上探索 DRG 在中国医院管理中的应用，并研究我国实行 DRG 付费的可行性。1989—1993 年，黄慧英引入美国当时的 DRG 最新版本，对北京市 10 家综合医院的 10 万份病例进行 DRG 分组研究，结果说明对出院病例进行 DRG 分组是可行的。同期马骏的研究显示可以通过 DRG 对病种费用的控制实现医疗质量的提高。2000 年，张力等人从临床诊疗分型的基础上提出"四型三线"的病例组合方式，旨在建立病例质量管理指标体系。2003 年，蔡乐应用 AID 算法对云南省综合性医院的 39 万病例进行 DRG 分组研究，最后得出了 592 个病例组合。但上述研究主要集中在 DRG 对医院医疗质量和管理的应用方面，很少有研究将 DRG 方法进一步引申至医疗保险支付方式中。

2004 年，北京开展对 DRG 分组器的模拟和验证工作。2008 年，基于北京地区特点的北京版诊断相关组（BJ-DRG）分组器开发完成。2011 年，北京市人力资源和社会保障局在六家医院针对 108 个病种启动 DRG 付费试点工作，北京成为国内首个推行 DRG 付费试点的城市。2015 年，国家卫计委指定北京市公共卫生信息中心开展全国 DRG 研究与推广工作，等效建立 CN-DRG 分组方案（2014 版）。自 2016 年以来，CN-DRG 迅速被广东、陕西、辽宁等 30 多个省市的卫计委和医保管理机构采用，开展 DRG 付费试点工作。2017 年，国家卫计委在深圳召开按疾病诊断相关分组收付费改革启动会，深圳、新疆克拉玛依、福建三明被列为三个试点城市，试点推行我国自主设计的 C-DRG，即《全国按疾病诊断相关分组收付费规范》。2018 年 12 月，国家医疗保障局首次发布组织开展按疾病诊断相关分组付费国家试点申报工作的通知，明确要加快推进按疾病诊断相关分组付费国家试点；2019 年 6 月，国家医疗保障局公布通知，确定北京、天津、上海等全国 30 个城市为按疾病诊断相关分组付费国家试点城市。

DRG 以定额预付方式替代了按服务项目的事后补偿方式，使医院失去了定价和收费的自主权，医院的收入方式发生了根本改变。DRG 指导并规范了医院和医务人员合理利用医疗卫生资源，控制了医疗服务中的不合理消费，从而达到控制医疗费用过快增长的目的。但是，国外在实施 DRG 的过程中，其问题也逐渐暴露出来，比如在诊断时，医院为了增加收入，依据疾病编码的支付费用高低，出现就高不就低的现象。具体来说：① 一些 DRG 分类补偿不足的疾病变得就医难，医院之间会出现推诿现象；② 在控费的需求下，医院采用耗材资源大的新诊断方法、新治疗方法、新服务项目的积极性会降低，这在一定意义上不利于临床医学的创新发展；③ 医院注重控制医疗资源，放松医疗质量控制，该用的贵重特效药不用，该用的贵重检查治疗手段不用，贻误了最佳的治疗时机，影响了疗效，医患纠纷增加；④ 医院会设法将患者的诊断有意地向费用高的 DRG 组转移，并设法分解患者的住院次数，或者要求患者院外拿药，导致患者治疗成本增加。简伟研等发表的研究表明，北京 DRG 试点后确实存在以上某些现象。如何有效地管理和控制面向 DRG 的医疗服务成本，将是当前医院所需面临和思考的重要课题。而对监管部门来说，如何对治疗质量和推诿患者等行为进行监管，也需要制定出相应的举措。

2．DIP 支付方式改革

DIP 是一种中国原创的支付方式。它是指以大数据为基础，在汇集大量真实世界病例的基础上，按照"诊断＋操作"的分组规则，对病例进行分组，并根据一定的结算规则进行医保付费。DIP 比较明显的特征是分病种，并赋予每个病种分值。在进行医保支付时，根据医疗服务分值总量，以及医保基金额度，计算出每一个医疗机构获得的分值并进行医保结算。它更像是点数法和 DRG 付费模式的思想综合体。如果说点数法是一种追求总供给和总需求平衡的整体性分值法，那么 DIP 是基于 DRG 的按病种付费思路：尊重各地各区域现有病种和付费多少的合理性，通过大数据智能聚合病种和付费分值关联性，形成具有独特地域特点的付费方式。DIP 在整体供给平衡和病种支付平衡的思路下被拆分成每一个病种，这些病种基于每个地区现有的疾病数据，而不是基于 DRG 的临床路径，这是 DIP 与 DRG 在数据基础上的根本性差别。相对于 DRG 来说，DIP 基本的分组路径和原理是根据真实的病例分组的。从 DRG 在各地的分组情况来看，一般分为 700 ~ 1000 组。但目前在广州、上海等地的 DIP 实践中，DIP 分组都超过了 1.2 万组。可见，DIP 的分组结果更细。DIP 的技术特征可以概括为五个"一"：一个数据信息库、一个国家病种组合目录库（主目录、辅助目录）、一套分值付费标准、一套监管考核评价体系、一支专家队伍。可以说，DIP 按病种分值付费是基于"价格、总量、过程、竞争"四个维度综合考量推出的新型医保给付模式。

2020 年 10 月，国家医保局启动新一轮支付方式改革试点，发布了《关于印发区域点数法总额预算和按病种分值付费试点工作方案的通知》《国家医疗保障按病种分值付费（DIP）技术规范》和《DIP 病种目录库（1.0 版）》，首批试点覆盖了 71 个城市。早在 2010 年，中山市开始试点按病种分值付费，2018 年广东全面推行，主要成效有：①强化预算，总额控制，保障基金安全。中山医保基金曾出现的收不抵支状况被扭转，2010 年实施当年医疗费用增长率从 26.8% 下降至 6% 。2017 年，中山、清远、汕头人均住院费用同比下降 7.8% 、8.8% 、4.8% 。②促进了医院的精细化管理。③医疗费用增长幅度得到了一定程度控制，参保人医疗费用负担比例逐步降低。④示范效应，促进广东省乃至全国的支付制度改革。

4.1.2 医保按价值付费

从 2008 年 10 月起，为保证医疗安全，美国医疗保险与医疗救助服务中心规定对医院发生的 8 种可避免并发症等不良诊疗结果减少支付。近年来，随着由不同的医疗机构，包括家庭医生、专科医生、医院等自愿组织起来的责任医疗组织的兴起，VBR 的核心理念逐渐被接纳并开始应用，医疗服务应依据其给人们带来的实际价值，即治疗或预防的效果收取费用，而不应鼓励滥用昂贵而无效果的或低价值的服务项目。以美国为例，CMS 基于 VBR 鼓励家庭、医院和医师之间相互协作，为慢病患者提供更好的服务予以补偿。目前 VBR 的概念方兴未艾，全面推广仍存在诸多困难，主要的困难是对价值的判断、支付标准、不同供方之间资金分配的确定以及支付时间滞后等问题。

我国部分地区针对创新技术和创新药品开展新型医保支付方式，推进多种形式的按价值付费。浙江于 2017 年 12 月在国内率先试点肝移植术基本医疗保险按绩效支付。医保部门首先将资金全部支付给医院，再由医院上交每例肝移植术总费用的10%或30%形成资金池。患者接受肝移植手术住院期间发生的医疗费用，除应由患者个人承担的费用外，医保按绩效与医院进行结算，对医院上缴的费用重新分配。其中，18岁以上的患者出院存活满一年，医院可结算上缴费用的5%；存活满三年，则可再次结算上缴费用的5%。18岁以下的患者出院存活满一年，医院可结算上缴费用的20%；存活满三年，则可再次结算上缴费用的10%；存活满五年，医保在结清医院上缴费用的同时，从预留费用基金池中划拨一定比例的资金奖励给医院，由医院奖励给医生，以强化医生对患者的护理[○]。

天津于2018年出台《关于开展基本医疗保险丙型肝炎门诊医疗费用按人头付费试点工作的通知》，将丙肝创新药直接抗病毒药物（Direct-acting Antiviral Agent，DAA）纳入医保支付范围，并采用与质量挂钩的按人头支付方式。天津医保部门与药企进行闭门谈判，药企承诺按不高于谈判价格向试点医院或其合作药店供应丙肝治疗药品。医保对医院采用按人头支付方式，按照"超支不补，结余留用"的原则与医院进

○ 王思敏，徐伟，崔子丹，等. 价值医疗导向的医保支付方式初探——以中美典型按价值付费项目为例 [J]. 卫生经济研究，2019，36（2）：9–12.

行年终清算，即试点医院实际发生费用低于人头费用标准的，结余部分原则上由试点医院留用；实际发生费用超过人头费用标准的，超出部分原则上由试点医院承担；试点医院质量控制指标不达标的，医保经办机构可根据协议约定，适当核减其人头费用，最高支付限额为 40500 元，包括符合临床路径的药品费、检查化验费、治疗费、材料费等门诊医疗费用[一]。

此外，广东、成都、南宁、开封、亳州等地均探索了相似的按价值付费，如在预付给医院的费用中扣留一定比例的质量保证金，以自费率和转院率为指标重新结算质量保证金，或将费用审核、患者满意度等指标纳入年终考核并与医院的预付费用挂钩[二]。

4.2　价值医疗下的药品耗材治理思路

4.2.1　药品耗材集中带量采购

带量采购是世界卫生组织推荐的采购方式之一，是指在药

○一　冯宇轩，魏霞，杨莉. 丙型肝炎创新药医保准入支付政策对医药费用的影响研究［J］. 中国卫生政策研究，2020，13（8）：75 – 79.

○二　同○一.

品集中采购时综合考虑采购数量、回款时间等因素，通过以量换价，最终合理降低药品价格[⊖]。我国药品集中采购制度可分为探索期（1993—2003 年）、发展期（2004—2017 年）、成熟期（2018 年至今）三个阶段，始终不断完善、不断变革。多年的探索逐渐形成了三种典型的采购模式。

（1）省级挂网＋市级议价：省级对不同类别的药品进行不同形式的评审，确认药品挂网资格。而后由市级、医联体或医疗机构对挂网药品进行带量议价以确定最终采购价，即省级掌握准入权，市级（医疗机构）掌握定价权。

（2）第三方集团采购（Group Purchasing Organizations，GPO）：指药品社会化采购的第三方中介组织通过集中一定数量医疗机构的采购量，受医疗机构委托与供货商进行谈判以确定价格。

（3）跨区域联合采购：指突破省级范围的跨地区联合采购模式。目前主要有三明联盟、"四省一市"联盟、京津冀联盟和鄂粤联盟。通过使更多的地区参与到药品带量采购活动中，使那些降价不足的药品真正具备"以量换价、带量采购"的条件，增强采购部门的议价能力。

2015 年发布的《国务院办公厅关于完善公立医院药品集

⊖ 郭志刚，洪冬喆，刘伊，等. 我国基本药物集中采购量价挂钩实施影响因素分析［J］. 中国卫生政策研究，2015，8（12）：1 - 6.

中采购工作的指导意见》，汲取了十余年各省市药品集中采购的实践经验和创新模式，是药品集中采购又一个里程碑式文件，是统领当前国内省级药品集中招标采购的政策框架。该文中首次提出"落实带量采购"，要求开展五种药品分类采购的模式，即针对临床用量大、采购金额高、多家企业生产的基本药物和非专利药品开展省级集中采购；针对部分专利药品、独家生产药品建立价格谈判机制；针对基础性、抢救性药品实行医院集中采购；针对临床必须、用量小的短缺药品实行国家定点生产、议价采购；针对特殊药品，如精神类用药、传染病用药等，实施国家专项采购。

2018 年 5 月，国家医疗保障局正式挂牌，并被赋予医保目录制定调整、医保支付价格制定调整、药品集采规则制定和集采平台建立等行政职能，由此开启了医保主导药品带量采购的新阶段。2018 年 11 月，《国家组织药品集中采购试点方案》正式出台，由国家医保局主导的"4＋7"城市药品带量集中采购正式推出，试点地区为北京、天津、上海、重庆 4 个直辖市和沈阳、大连、厦门、广州、深圳、成都、西安 7 个城市（简称"4＋7"城市）。**改革围绕多个核心环节开展：一是探索"招采合一、量价挂钩"的市场价格形成机制。**由企业自主参加、自主报价、医院报量，以合同形式确定每个中选产品的采购量和价格。申报品种需满足以下条件之一：①原研药或参比制剂；②通过一致性评价药品；③按化学药品新注册分类批准的仿制药，即视同通过一致性评价药品。**二是坚持国家组织、联盟采购、平台操作的工作机制**。既发挥政府在重大改革中的组织保障作用，又尊重市场主体的自主性，同时发挥上海市医药采购中心这一专业平台的操作优势。政策的制定和具体操作既有机结合又分工协作，形成了市场机制充分彰显、政府更好发挥作用的治理体系。**三是注重系统集成、综合配套**。通过医保基金的预付、医保支付和中选价的协同，以及医保基金结余留用激励等综合措施，建立了对医疗机构和生产企业的激励约束机制。结合相应的监测监管和考核机制，确保中选产品供应及时、使用顺畅、质量可靠。**四是部门协调配合，强化保障措施**。在严格保障质量，压实企业主体责任的前提下，药监部门严格按照"四个最严"的要求开展监督检查。卫生部门、医保部门、工信部门全力保障中选产品的供应与使用。首批采购实现了在约定60%~70%市场采购量的基础上，药品价格平均降幅达到52%，最高降幅达到96%的结果，成为中国医药史上的分水岭。

2019 年 9 月 1 日，《联盟地区药品集中采购文件》出台。这是在"4+7"城市药品带量集中采购的基础上，结合已跟进落实省份执行集中采购的结果，组织山西、辽宁等 25 省（区）形成联盟，开展跨区域联盟药品集中带量采购（以下称"4+7"采购）。此后，国家组织集中带量采购又经历了第二批和第三批带量采购，适应证涵盖糖尿病、高血压、抑郁症、癌症等多个领域，药品集中带量采购改革取得了突破性成效：**一是群众负担大为减轻**。前三批国家组织药品集采共涉及 112 个品种，中选产品的平均降幅达到了 54%。截至 2020 年，实际采购量已经达到协议采购量的 2.4 倍，节约费用总体上超过了 1000 亿元，有效降低了患者负担，同时也根除了过去存在的"降价死"的现象，杜绝招采平台随意撤网现象，提高了群众用药的可及性。同时，地方按照国家组织集中采购的基本规则，开展药品集中带量采购工作，省级集采累计达到 259 个品种，每年可节约费用 240 亿元，人民群众的获得感得到了显著增强，这也充分体现了我们改革的初心。**二是改善了行业生态**。新的采购制度以带量采购有力根治了带金销售的积弊，挤掉了药品流通过程中的灰色费用空间，引导企业转变营销模式，一些企业研发投入明显增强，有利于形成风清气正的药品流通和使用环节，推动医药行业高质量发展。**三是助力公立医疗机构改革**。药品集中带量采购降低了药品的费用，促进了医疗机构收入结构"腾笼换鸟"。结余留用等激励政策，促进了合理用药，提升了公立医疗机构内部管理绩效。**四是提升了医药价格治理现代化的水平**。经过改革探索，形成了一整套可行的制度体系、政策措施和工作机制，同时形成了公开、透明、公平、有效的招采规则，为进一步探索改革奠定了制度基础和组织基础。

2021 年 1 月，国务院办公厅发布《关于推动药品集中带量采购工作常态化制度化开展的意见》，要求将基本医保药品目录内用量大、采购金额高的药品纳入采购范围，逐步覆盖各类药品。所有公立医疗机构均应参与集中采购，保证群众的用药可及性。积极推进省级医药集中采购平台规范化、标准化建设，促进信息共享，推动形成全国统一开放的药品集中采购市场。随后，2021 年第四批、第五批集采陆续进行，第四批集采涉及 45 个品种，最高采购规模逾 250 亿元。其中，吸入制剂首次纳入国家集采。第五批集采涉及抗感染、消化道、抗肿瘤、造影剂等多个治疗领域的 61 个品种，外资中选企业数为历次集采最高。此次集采共涉及金额达 550 亿元，创下了历次集采之最。随着集采的推进，一些新的变化和信号也值得关注——如外企参与度提高、企业之间的竞争趋缓、企业的报价趋于理性、资本市场对于企业中选开始给出好的反馈、药企面临的价格压力有所降低。国家医保局相关数据显示：五批国家组织药品集中采购共纳入 218 种药品，涉及金额 2200 亿元，占公立医疗机构全部化学药品采购金额的 30%。

在药品带量采购取得初步成效的同时，2019 年 7 月国务院办公厅印发《治理高值医用耗材改革方案》，明确提出完善分类集中采购办法，按照带量采购、量价挂钩、促进市场竞争等原则探索高值医用耗材分类集中采购。10 月 16 日，国家组织高值医用耗材联合采购办公室发布招标文件，标志着我国第一次国家组织的高值医用耗材联合采购正式启动。11 月 5 日，国家组织冠脉支架集中带量采购在天津开标。此次集中带量采购共有 11 家企业参与投标，26 个国内注册上市冠脉支架产品参加，10 个产品中选，中位价格由集采前的 1.3 万元下降至 700 元左右，与 2019 年相比，相同企业的相同产品平均降价 93%⊖。2021 年 9 月，国家医保局组织开展人工关节集中带量采购，此次共有 48 家企业参与，44 家中选，中选率达 92%。拟中选髋关节平均价格从 3.5 万元下降至 7000 元，膝关节平均价格从 3.2 万元下降至 5000 元，平均降价 82%。首年意向采购量共 54 万套，占全国医疗机构总需求量的 90%。按 2020 年采购价计算，公立医疗机构人工髋、膝关节采购金额约 200 亿元，占高值医用耗材市场的 10% 以上。通过国家组织药品和耗材集中带量采购，国家医保局预计每年分别节约医保资金 323 亿元和 109 亿元⊜，为进一步提高医保基金使用效率创造了空间。

此外，部分地区也开展了丰富的探索实践。安徽、江苏等地推进省级高值医用耗材带量采购试点，一些省市（如北京、

⊖ 心脏支架，超万元降至七百块 [N]. 人民日报，2020 – 11 – 12 (12).

⊜ 同⊖.

天津、河北等）组成高值医用耗材采购联盟，对支架、球囊、人工晶体、骨科材料等耗材实行带量采购[一]。从省级和联盟耗材带量采购结果来看，冠脉球囊降幅普遍较大，人工晶体、骨科人工关节等产品降幅存在显著差异。以人工晶体为例，上海人工晶体带量采购价格降幅超过75%，而江苏、安徽等地降幅仅为20%左右，北京、天津、河北等9个省、市、区组成的3＋N联盟降幅为34%[二]。地方带量采购的降幅大小，在很大程度上取决于带量采购品种原有竞争态势，也取决于地方耗材带量采购的分组方式和竞争机制等。

4.2.2 医保价格谈判

专利药品和独家生产品种具有卖方唯一、无替代品、独自定价、存在进入门槛以及价格歧视等多种特征，在无干预的市场竞争中且买方力量较弱时，厂家存在使价格高于市场均衡价格或者通过价格歧视获取高额利润的倾向。当医保基金作为患者的代理人参与议价和谈判时，买方力量增大，市场

○ 蒋昌松. 医用耗材带量采购价格降幅影响因素分析及实证研究 [J]. 中国医疗保险，2020，137（2）：68－71.

○ 王雅洁，徐伟，陈明艳. 江苏省医用耗材带量采购的做法及实施情况分析 [J]. 卫生经济研究，2020，37（12）：21－25.

○ 李国田. "3＋N" 医用耗材采购联盟集中带量采购的实践与思考 [J]. 中国医疗保险，2020，144（9）：7－8.

范围变大，可以促使垄断者降低价格以获取更大的市场[一]。

2016 年，我国首批国家药品价格谈判由国家卫计委等 16 个部委（局）建立部门协调机制组织启动，5 种入围产品中有 3 种谈判成功，替诺福韦酯、埃克替尼、吉非替尼的降价幅度分别达到 67%、54%、55%。在此之前，浙江、江西等地也曾通过省级或者省级联盟的形式，对于专利药、独家生产品种及特药等进行谈判[二]。第二轮医保谈判结果于 2017 年 7 月由人社部公布，此次谈判涉及利拉鲁肽注射剂等 36 种药品，包括肿瘤靶向药、心血管病用药及血友病等重大疾病相关药品，平均降幅达 44%，降幅最高达到 70%。第三轮医保谈判集中在抗癌药专项谈判，2018 年国家医保局组织来自全国 20 个省份的 70 余名专家，通过评审、遴选投票等环节，并经书面征求企业谈判意愿，确认 12 家企业的 18 个品种纳入谈判范围。最终，有 17 个药品谈判成功，涵盖了非小细胞肺癌、慢性髓性白血病、儿童急性淋巴细胞白血病、黑色素瘤、肾细胞癌、结直肠癌等 10 多种癌症治疗用药，平均降幅达到 56.7%。第四轮医保谈判于 2019 年 11 月举行，共纳入

㊀ 莫瑞婷，刘鸿宇. 独家药品品种议价模式及价格控制策略分析 [J]. 中国卫生经济，2019，38（10）：36 - 37.

㊁ 李虹耀，黄伟，管晓东，等. 中国药品谈判模式实践分析 [J]. 中国药事，2015，29（11）：1125 - 1131.

150 个谈判药品，119 个新增药品有 70 个谈判成功，平均降幅达 60.7%；31 个续约产品有 27 个谈判成功，平均降幅达 26.4%。相关药品涉及癌症、罕见病、肝炎、糖尿病、耐多药结核、风湿免疫、心脑血管、消化等 10 余个临床治疗领域。第五轮医保谈判于 2020 年 12 月底举行，共对 162 种药品进行了谈判，119 种谈判成功，其中包括 96 种独家药品，谈判成功率高达 73.46%，谈判成功的药品价格平均降幅过半。

2017—2020 年，人社部和医疗保障局先后开展 4 次国家药品价格谈判，共纳入 433 种新药、好药，223 个谈判准入药品价格平均降幅超过 50%。从药品筛选、专家评审再到谈判议价，我国的药品价格谈判流程不断走向成熟。2021 年创新药准入谈判申报的信息包括有效性、安全性、经济性、创新性和公平性 5 个方面，创新药价值评估框架初步形成。另外，2021 年国家卫健委公布的《药品临床综合评价管理指南（2021 年版试行）》提出了从安全性、有效性、经济性、创新性、适宜性、可及性 6 个维度开展科学规范的药品临床综合评价的管理要求。

4.2.3 医保目录动态调整

2009—2017 年，除 2016 年首批国家药品价格谈判纳入三种高价药之外，我国并无国家层面医保目录的修订。同时

2017 年之前，我国医保目录只增不减，缺乏排除机制，部分临床价值不明确的无效、低效药品及中药注射剂占用大量医保基金，影响基金可持续运行。在此背景下，我国在开展创新药谈判准入的同时，也着手推动医保目录动态调整机制的建设。《2016 年国家基本医疗保险、工伤保险和生育保险药品目录调整工作方案》首次提出建立调整机制，实现动态调整。2017 年国家医保目录共剔除 15 个化学药品和 11 个中成药，主要涉及临床不再使用、自然淘汰的品种，原目录中的重复品种，以及临床疗效不明显且不合理使用率较高的品种等[⊖]。2020 年医保目录调整方案则进一步明确将综合考虑临床价值、不良反应、药物经济性等因素，经评估认为风险大于收益的药品调出医保目录。2021 年公布的《2021 年国家医保药品目录调整工作方案》（以下简称《方案》）分为准备、申报、专家评审、谈判、公布结果 5 个阶段，对于医保目录药品的调出原则，《方案》明确为"综合考虑临床价值、不良反应、药物经济性等因素，经评估认为风险大于收益的药品"。另外，"价格或费用明显偏高""占用医保基金量较多"等原则也将作为退出依据。同时本次调整引入议价准入模式，

⊖ 薛慧颖，喻兆阳，李娟.2019 年版《国家基本医疗保险、工伤保险和生育保险药品目录》解读 [J]. 医药导报，2020，39（1）：1-9.

对于多个厂家的同一品种，最终入围者只能享受最低的医保支付标准。

4.3 价值医疗下的医疗服务价格管理

卫生服务要花费人的劳动，这使卫生服务具备了价值。卫生服务价值同样取决于生产它所耗费的社会必要劳动时间。这个社会必要劳动时间的耗费既包括劳动力的消费，又包括房屋设备、医疗器械、药品材料、水煤电等物化劳动的消耗。卫生服务是具有价值的。用货币来表现卫生服务的价值，就是卫生服务作为商品出卖时所获得的价格，即卫生服务价格，又叫医疗收费，包括门诊、住院、各项检查、治疗、检验、手术项目等的收费。卫生服务价格具有以下特点：①具有同一性和波动性；②卫生服务均衡价格的形成具有特殊性；③卫生服务价格具有弱弹性；④卫生服务价格具有一定的福利性。卫生服务价格受卫生服务价值、市场供需因素、政府管制、医疗保障制度的影响。卫生服务价格的制定遵循社会效益优先、保障基本医疗服务、合理补偿、市场调节与宏观调控相结合的指导思想，遵循分级定价、差别定价、比价合理、因地制宜、体现技术劳务价值的原则。医疗服务的定价方法包括成本加成定价法、变动成本定价法、随行就市定价法等。

医疗服务价格政策作为我国卫生改革的重要组成部分，在不同的历史阶段发挥的作用是不同的，对医疗服务价格是否体现社会公益性和福利性的定位也不同。**我国医疗服务价格政策经历了四个主要阶段**。

一是计划经济体制下医疗服务价格的政府全过程管理阶段（1949—1977 年）。改革开放以前，医疗服务价格政策体现"计划性"和"福利性"两个特点。一方面，医疗服务收费一直实行计划管理，政府统一定价，按服务项目进行补偿，并采取后付制。另一方面，为了体现医疗服务的"人民卫生福利事业"性质，医疗服务收费标准始终处于较低水平。

二是向市场经济体制转变的计划与市场相结合的过渡阶段（1978—1992 年）。1979 年之后，我国逐步走向市场经济，物价调整开始随行就市，医疗成本也随之提高；医疗事业仍然作为福利或公益事业，医疗服务价格依旧低于成本，从而使医疗机构通过医疗服务收费获得补偿的能力有限。与此同时，宏观改革环境和财政职能调整，将公立医院定为自收自支的"经济实体"，医疗机构的财政补偿不足问题日益突出。

三是适应市场经济体制的政府价格管理探索阶段（1993—2007 年）。从 20 世纪 80 年代末 90 年代初，国家开始对医药领域进行改革。在医疗服务价格改革方面，1997 年下发的《中共中央　国务院关于卫生改革与发展的决定》提出"要完善政府对卫生服务价格的管理，区别卫生服务性质，实行不同的作价原则"。2000 年出台的《关于城镇医药卫生体制改革的指导意见》及 13 个配套文件在建立新的医疗机构分类管理制度和调整医疗服务价格方面提出了改革方向。同年 7 月下发的《关于改革医疗服务价格管理的意见的通知》，从管理形式、管理权限、项目规范、管理方法、监督检查 5 个方面对我国医疗服务价格管理制度做出了重大调整。2001 年 10 月，国家计划委员会、卫生部、国家中医药管理局出台了《全国医疗服务价格项目规范（试行）》，其中涉及 48 个大类项目、3965 个具体明细分类项目，明确了医疗服务价格全国统一的项目分类、项目名称、项目内容、计价单位等要素。这一时期，围绕"用比较低廉的费用提供比较优质的医疗服务"这一目标，医疗服务价格调整周期逐渐缩短，价格传导机制开始发挥作用，医疗服务价格小幅上调，但仍滞后于市场价格。

四是健全市场经济体制的价格改革深化发展阶段（2008 年至今）。从 2008 年开始我国医疗体制改革进入完善体制机制，确立政府在提供公共卫生和基本医疗服务中的主导地位，同时发挥市场作用推进医改纵深发展的新时期。围绕深化医药卫生体制改革目标，这一时期的医疗服务价格政策包括三方面内容：一是规范医疗服务价格项目。2012 年 5 月国家发展改革委员会、卫生部、国家中医药管理局下发《关于规范医疗服务价格管理及有关问题的通知》，并在全国范围内颁布实施《全国医疗服务价格项目规范（2012 年版)》。二是下发《关于非公立医疗机构医疗服务实行市场调节价有关问题的通知》，放开非公立医疗机构医疗服务价格。三是先后下发了《关于全面推开县级公立医院综合改革的实施意见》和《关于城市公立医院综合改革试点的指导意见》，明确提出要在保证公立医院良性运行、医保基金可承受、群众整体负担不增加的前提下，合理调整医疗服务价格。

我国医疗服务价格体系明显改善，医疗服务价格管理水平得到提升，但与社会经济和卫生事业发展的需要相比，依然存在若干问题，**主要表现在三个方面**：一是医疗服务价格僵化，收费标准调整周期较长；二是医疗服务价格扭曲，项目间的比价不合理；三是不同等级医疗机构间医疗服务价格差异化程度不足。2021 年 9 月，国家医保局等 8 个部门联合印发《深化医疗服务价格改革试点方案》（以下简称《试点方案》）体现了价值医疗的理念，坚持以人民健康为中心、以临床价值为导向、以医疗事业发展规律为依据，在破除疏导深层次机制性矛盾、建立健全医疗服务价格管理体系、发挥系统协同作用上发力，既要坚持公立医疗机构公益属性，更好地发挥政府作用，控制人民群众医药费用负担，也要适应经济社会发展，在调动医院和医务人员积极性、支持医疗服务创新发展上做文章，促进提高医疗卫生为人民服务的质量和水平；明确通过 3~5 年的试点，探索形成可复制可推广的医疗服务价格改革经验；到 2025 年，深化医疗服务价格改革试点经验向全国推广。《试点方案》明确在建立**健全五大机制上**进行探索。

一是更可持续的总量调控机制。主要是统筹把握价格调整的总量、结构和频率，实现节奏可控、结构均衡，把加强医疗服务价格的宏观管理摆在首要位置，让价格宏观水平与医疗事业发展、社会承受能力、区域发展差异等宏观因素相匹配，平衡好医疗事业发展需要和各方承受能力。

二是规范有序的价格分类形成机制。其中，医院普遍开展的通用项目，均质化程度高、对价格总水平的影响大，需要政府强化大数据作用，把价格基准管住管好；难度大差异大的复杂项目，需要构建政府主导、多方参与的治理格局，政府"管总量、定规则、当裁判"，公立医院在给定的总量和规则内形成价格，既发挥公立医院的专业优势，也引导公立医院加强内部精细化管理。

三是灵敏有度的价格动态调整机制。动态调整机制是医疗服务价格管理体系的重要一环，是联结宏观管理和微观定价的关键抓手，具体来说就是要确立医疗服务调价的触发机制——什么情况下可以调，什么情况下不能调，都要有据可循。综合考虑社会经济发展、医院改革绩效、医保和患者承受能力等因素，灵敏有度地把握调价窗口和节奏，稳定价格预期。

　　四是目标导向的价格项目管理机制。价格项目是医疗服务收费的基本单元。好的价格项目，要能够适应和支持临床创新发展，要具有相对规范和稳定的内涵，满足管理、监测和评价的需要。《试点方案》提出的改革方向，就是要以服务产出为导向，聚焦技术劳务，逐步形成更好计价、更好执行、更好评价、更能适应临床诊疗和价格管理需要的医疗服务价格体系。

　　五是严密高效的价格监测考核机制。价格监测考核机制是改革试点平稳实施的重要保障。要强化医疗服务价格改革的运行情况评估，发挥监测考核评估结果的激励约束作用，促使医疗服务价格的总量调控、分类形成以及动态调整之间形成政策闭环，使价格管理和医院运行之间形成正向的互动关系。

　　《试点方案》同时要求，要优化医疗服务价格管理权限配置，完善制定和调整医疗服务价格的规则程序，加强医疗服务价格管理能力建设，完善医疗服务价格管理的支撑体系，统筹推进公立医院补偿机制、分级诊疗、医疗控费、医保支付等相关改革，增强改革的系统性、整体性、协同性，形成综合效应。

4.4　价值医疗下的医院绩效考核

　　2019 年 1 月，国务院办公厅印发了《关于加强三级公立医院绩效考核工作的意见》（以下简称《意见》），明确了医院绩效考核的四个维度。

一是医疗质量。质量安全是医院的"生命线",提供高质量的医疗服务是三级公立医院的核心任务。通过考核医疗质量控制指标,推动医院在质量管理上严而又严、细而又细。通过考核出院患者四级手术比例等指标,推动三级公立医院落实功能定位,提高收治疑难杂症、急危重症患者的比例。通过考核抗菌药物使用强度等指标,推动医院规范医疗服务行为。通过考核患者等待时间等指标,推动医院优化服务流程,改善群众就医体验。

二是运营效率。通过考核医疗服务收入占比等指标,引导医务人员提高技术水平,依靠技术和劳动获得阳光收入,推动医院优化收入结构,为薪酬制度改革创造空间。通过考核资产负债率等指标,引导医院避免盲目扩张、负债经营,降低医院运行风险。通过考核人员支出占比等指标,提高医务人员合理收入,调动医务人员积极性。通过考核次均费用等指标,控制医疗费用不合理增长,切实减轻群众看病就医负担。

三是持续发展。通过考核人才队伍建设、教学科研能力等指标,推动三级医院增强核心竞争力,引领科技创新和医学进步。

四是满意度评价。通过考核患者和医务人员的满意度,推动医院贯彻以人为本的理念，采取综合措施解决群众看病就医的痛点、堵点问题，改善医务人员的工作生活条件，提升人民群众和医务人员的获得感、幸福感、安全感。

《意见》还确定了绩效考核的主要工作。

一是建立科学的考核指标体系，包括医疗质量、运营效率、持续发展、满意度评价四个方面共 55 个具体指标，其中 26 个指标为国家监测指标。

二是建立统一的考核支撑体系，包括提高病案首页质量，统一疾病分类编码、手术操作编码和医学名词术语集；完善满意度调查平台，2019 年 3 月底前，全国三级公立医院全部纳入国家卫生健康委员会满意度调查平台；建立考核信息系统，利用"互联网＋考核"的方式采集客观考核数据。

三是建立规范的考核程序，包括医院自查自评、省级年度考核、国家监测分析三个步骤，明确时间节点和责任主体。国家卫生健康委员会每年将以适当的方式向社会公布结果。

2020 年 7 月 1 日，国家卫生健康委员会印发《关于 2018 年度全国三级公立医院绩效考核国家监测分析有关情况的通报》，对全国 2398 家三级公立医院（其中，综合医院 1289 家，专科医院 576 家，中医医院 533 家）开展了监测分析，形成了三级公立医院绩效考核国家监测分析结果，并向社会公布。下面简要列示分析结果显示：

一是三级公立医院医疗服务质量与管理水平持续提升。

2018 年，全国三级公立医院总诊疗人次数为 13.6 亿，较 2016 年增长 9.93%，出院人次数为 8047 万，较 2016 年增长 13.8%，平均住院日为 9.1 天，较 2016 年下降 0.4 天，床位使用率为 99%。

二是医疗质量与安全持续进步。2018 年全国三级公立医院手术患者并发症发生率为 0.48%，Ⅰ类切口感染率为 0.71%，均较 2016 年有所下降。全国三级公立医院医疗技术难度（体现医疗技术难度的主要指标为 CMI 值、四级手术占比等）稳中有升，综合医院 CMI 值由 2016 年的 1.015 增加至 2018 年的 1.016。2018 年全国三级公立医院抗菌药物使用强度约为 37.78DDDs，优于 40DDDs 的国家要求。

三是医院运营与内部管理水平不断提高。与 2016 年相比，2018 年全国三级公立医院门诊次均费用、住院次均费用有所增长（增幅分别为 9.36%、6.03%），增速放缓且低于同期 GDP 增幅，住院次均药品费用、门诊次均药品费用下降（分别下降 15.25%、3.38%），收支结构呈现"三升三降"的变化趋势。

四是持续发展机制不断健全。2018 年全国三级公立医院医护比为 1:1.58，超过全国医疗卫生服务体系规划纲要提出的 2020 年达到 1:1.25 的目标要求。每百名卫技人员科研经费超过 200 万元的医院占比达 5.64%。人员支出占业务支出比重从 2016 年的 32.56% 上升至 35.45%。

五是满意度处于较高水平。2018 年全国三级公立医院门诊患者满意度和住院患者满意度分别为 84 分和 90 分。

六是委属委管医院"国家队"作用凸显。2018 年 44 家委属委管医院平均住院日为 7.7 天，床位使用率达 105%，运行效率高于全国三级公立医院的平均水平。

存在的问题有：① 全国三级公立医院发展不平衡、不充分的问题较为明显。华北、华东、中南和西南的四川省、重庆市三级公立医院整体指标较好，东北、西北和西南除四川省、重庆市外的省份整体偏弱。② 住院患者跨省就医问题仍然存在。2018 年全国三级公立医院异地就医患者数量高于 2016 年和 2017 年。患者流入最多的省份前 5 位分别为上海市、北京市、江苏省、广东省和浙江省，共占全国异地就医患者的 53.6%。③ 医院内部科学管理水平需要提升。尽管三级公立医院总体经济运行平稳，但仍有 22.65% 的三级公立医院出现了收支结余为负数的情况，约 1/3 的医院资产负债率大于 50%，医院信息化建设整体水平不高，大型医用设备管理工作有待加强，临床合理用药水平仍需提高。④ 医务人员积极性还需进一步调动。医务人员满意度仍然不高，医务人员最不满意的是薪酬福利、工作内容和环境，反映出三级医院医务人员工作负荷重，工作环境和薪酬待遇有待改善。

2021 年 3 月，国家卫生健康委员会印发《关于 2019 年度全国三级公立医院绩效考核国家监测分析有关情况的通报》，包含 2413 家三级公立医院绩效考核国家监测指标分析结果。排名前 10 位的医疗机构中，北京、上海、浙江、广东各有两家，四川和湖南各有一家。三级公立医院绩效考核在深化医改、推动公立医院高质量发展方面发挥越来越重要的作用。

2021 年 6 月，国务院办公厅印发《关于推动公立医院高质量发展的意见》（以下简称《意见》），明确了公立医院高质量发展的目标、方向、举措，是新阶段公立医院改革发展的根本依据，对全面推进健康中国建设、更好满足人民日益增长的美好生活需要具有重要意义。总结为：

一个目标：建立健全现代医院管理制度。

一条主线：坚持和加强党对医院的全面领导。

三个转向：发展方向由规模扩张转向提质增效。

运营模式从粗放管理转向精细化管理。

资源配置方式从注重物质要素转向更加注重人才技术要素。

三个提高：提高效率，提高质量，提高待遇。

三个化：功能化，人性化，智能化。

五个新：构建新体系，引领新趋势，提升新效能，激活新动力，建设新文化。

具体包括：

一是构建公立医院高质量发展新体系。打造国家级和省级高水平医院，发挥公立医院在城市医疗集团中的牵头作用，发挥县级医院在县域医共体中的龙头作用，建立健全分级分层分流的重大疫情救治体系。

二是引领公立医院高质量发展新趋势。加强临床专科建设，推进医学技术创新，推进医疗服务模式创新，强化信息化支撑作用。

三是提升公立医院高质量发展新效能。健全运营管理体系，加强全面预算管理，完善内部控制制度，健全绩效评价机制。

四是激活公立医院高质量发展新动力。改革人事管理和薪酬分配制度，健全医务人员培养评价制度，深化医疗服务价格和医保支付方式改革。

五是建设公立医院高质量发展新文化。大力弘扬伟大抗疫精神和崇高职业精神，建设特色鲜明的医院文化，强化患者需求导向，关心关爱医务人员。

第 5 章　基于价值重塑医疗供给新格局

5.1 价值驱动的医疗服务体系整合路径

5.1.1 价值驱动下整合医疗服务体系的必要性

医疗服务体系是由多层次、多类别、多功能的医疗服务机构组成的复杂系统。医疗服务体系应该确保患者在最合适的场所得到适当、及时、公平、可负担的高质量医疗服务。一个完善的医疗制度的建立必然依赖于一个层次分明、类别清晰、功能明确、协调互动良好的服务体系。建立与医学模式发展相适应、相匹配的医疗服务体系，是实现医疗服务目的的必要基础。

随着传统的循证医学模式向价值医学模式转变，对于服务提供方来说，价值意味着从医疗服务的全周期出发，在提高治疗效果和服务可及性的同时，进一步降低费用和提高服务效率。传统的以经济效益为驱动的医疗服务体系已经逐渐不适应医学模式的发展。一是随着医学各学科高度专业化的发展，无论在单一医疗机构内部还是在整个医疗服务体系中，都形成了分工精细的不同功能单位。过往的医疗服务体系各功能单位之间相对独立，导致体系内部形成"孤岛"，造成诊疗服务断裂，最终导致诊疗效果下降，同时也使大众需要花费更多的成本来接受医疗服务。二是传统的医疗服务体系内缺乏合理的业务划分，不同层级医疗机构的定位、职能不清晰，导致医疗资源配置不均衡，一方面严重降低了医疗服务的系统效率，另一方面也因此产生医疗机构间的无序竞争，造成卫生资源的浪费。三是传统的医疗服务体系在利益最大化原则的驱使下，更关注服务数量，容易忽视医疗质量和出现过度的医疗行为，造成费用不合理增长，进一步加剧社会医疗负担。

区别于经济效益驱动，价值驱动关注的是整个医疗服务的效果。在这一模式下，服务供给是基于系统的连续一体化的诊疗服务，不仅关注患者诊治疾病的需求，重视整合健康管理、疾病防控、康复护理、临终关怀等服务，还注重医疗资源的整合和配置效率。因而在践行"价值医疗"理念的实践过程中，最重要的就是推进供给侧结构性改革，对现有医疗服务体系进行整合和重新布局，进一步优化各级医疗机构的功能，实现机构之间的有效协同，将以医疗服务量为中心、以经济效益为中心、以个体患者为中心的单体化、线性的供给模式，转向以医疗效果为中心的、连续性的、全方位全周期的、系统性的供给模式。

5.1.2 价值驱动的医疗服务体系整合方向

一般而言，医疗服务体系整合按形态结构可分为纵向整合和横向整合，按联结方式可分为虚拟整合和实体整合。

纵向整合是指各级医疗服务机构从提供医疗服务的供应链上进行联合，以此达到扩大服务延伸范围、增加医疗服务连续性的目的。横向整合是在一定范围的医疗服务市场中，提供同质或相似医疗服务项目的医疗机构之间产生的合作或联盟关系，从而达到减少市场竞争成本和发挥规模经济的作用。

虚拟整合是指以技术和管理等要素为纽带，医疗服务机构通过签订协议形成联合体，在没有共同持有资产和所有权的情况下分享资源，是一种松散型整合。实体整合是指医疗服务机构以资产和所有权整合为基础，形成一个独立法人机构，对机构内资源进行统一管理和调配。

建立价值驱动的医疗服务体系，本质是通过不同层级的医疗机构间相互协作，提供覆盖人群全生命周期的服务，核心思想是以人为本，实现各类卫生资源的整合。

从纵向整合的角度，首先要合理配置医疗资源。提供高质量的服务是医疗服务体系纵向整合的前提。在此基础上要明确不同层级、不同类别医疗机构的功能定位和业务划分，大型公立医院不再是处于服务体系核心位置的孤立机构及服务的入口点，而是日益成为专门负责疑难危重疾病研究和治疗的中心，并为下级医疗机构提供技术援助和培训，帮助下级医疗机构提高服务质量和服务能力。建立不同层级医疗机构间的分工协作机制，通过技术、功能和服务等各种形式的有效协作，建立起高效的双向转诊制度，为患者提供不同层次的连续的、整体的医疗服务。

从横向整合的角度，要明确同层级医院之间、综合医院与专科医院之间、公立医院与民营医院之间的功能定位和业务划分，建立良性的竞争合作机制。此外，在价值驱动下，不同功能的医疗服务机构之间也可以进行横向整合，例如临床服务与支持性功能（如康复、护理、健康教育等）进行整合，以此提升整个医疗服务体系的服务效果和效率，形成全方位、全周期的服务体系。横向的整合以患者的需求为核心，可以减少重复性服务，提高资源使用的效率。

医联体建设将成为价值驱动下整合医疗服务体系的重要手段。根据国家卫健委的定义，医联体是将同一区域内的医疗资源整合在一起，由一所三级医院联合若干所二级医院和卫生服务中心组成的区域医疗联合体，以促进资源的合理分配和患者的有序就医。医联体建设在降低医疗成本、提升医疗服务质量和效率、实现人群健康促进和延续的角度上与价值医疗的目标是一致的。医联体有松散型和紧密型两种建设模式，松散型医联体以虚拟整合为主，紧密型医联体则以实体整合为发展方向。医联体的建设通过强化医疗机构间协作，推进分级诊疗，加强各类服务的协调性、连续性，有效地推动现有医疗资源的重新配置和整合。

5.1.3　医疗服务体系整合的国际经验

自价值医疗的概念提出以来，针对社会医疗负担不断加剧以及医疗效果不佳的突出问题，许多国家都将整合医疗服务体系作为卫生系统改革的核心内容。一些发达国家对于医疗服务体系整合的研究与探索起步较早、相对成熟，很多国家都对为患者提供价值驱动型医疗服务提出了不同的整合方法。

NHS 成立于 1948 年，被世界卫生组织称为世界最好的医疗服务体系之一。公立医院、社区医疗中心、诊所和养老院等是 NHS 服务供给的基本单位。在 NHS 体系中，英国探索建立了整合式的卫生服务网络，通过加强不同层级机构的合作，以多样化的形式为患者提供连续的医疗保健服务。NHS 十分重视基础医疗工作，社区诊所的各种医疗器材、设备一应俱全，计算机医疗综合服务网与全国各医疗机构相连，为社区医疗服务机构提供信息保障和技术支撑。在 NHS 体系中，患者就医必须先到社区诊所由全科医生进行首诊；地区医院是第二级医疗，接诊从社区诊所转诊来的患者；第三级医疗为教学医院，以紧急救治和诊疗重大疑难病症为主。如果患者需要转入大医院进一步治疗，会由全科医生作为"守门人"，为患者预约上一级医院的专科医生。治疗完成后患者则需离开医院，回到社区医院进行后续治疗和护理。NHS 通过严格的"守门人"制度，有效控制了医疗费用的增长，增进了医疗资源的合理配置。

美国于 20 世纪六七十年代就开始了医疗体系整合的探索，ACO 是美国目前热门且开展效果较好的整合医疗模式，该组织有效地实现了政府、医疗机构、患者三大利益协同，在提质降费方面发挥了积极作用。ACO 形式多样，凯撒医疗（Kaiser Permanent）是 ACO 中目前比较有代表性的一种协作模式。凯撒医疗是一个由专业医疗、家庭保健和临终关怀组成的非营利性整合型医疗组织，为超过 70 万名患者提供了有效的、高质量的、协同式的医疗服务。凯撒医疗在明确组织内各级医疗机构功能定位的基础上，在组织内部搭建一个转诊平台，负责转诊程序的制定、运行和监管，作为"上下联动"的中转站。在患者寻求医疗服务时，医生会按严重程度将患者分级，随后通过转诊平台在不同层级的医疗机构间进行转诊。在此之后，组织内部专家会每周进行病例和分诊讨论，从而确保整个转诊过程的顺利运行。最后，凯撒医疗通过制定标准化的临床诊疗指南，在不同层级医疗机构间实现诊疗的同质化。凯撒医疗开发了涉及 12 个领域的诊疗指南。经过多年发展，目前 ACO 服务范围开始更多地向社会化扩展，从"以诊疗为中心"不断延伸到提供预防保健、社区基本医疗、康复、家庭护理等多种服务。

德国的医疗保健制度采取分权制，长期以来，公共卫生、初级保健、二级医疗服务及住院服务在机构间明确分离。为控制医疗费用的长期增长及提高卫生系统的运行效率，德国于 2003 年为多病种慢性病患者设计了"疾病规范管理项目"（Disease Management Program，DMP），主要有两个目的：一是提高保险金的使用效率；二是消除家庭医生、专科医生和医院之间各自为政、相互独立的执业传统，为慢性病患者提供连续性一体化的综合服务。家庭医生成为 DMP 中患者健康管理和服务提供的主体，主要负责提供门诊服务，并充当"守门人"角色。家庭医生作为代理人，根据患者的病情，在必要时向专科医生、医院或长期照护机构转诊患者。住院服务主要由公立医院和非营利私立医院构成，很长一段时间内德国不允许住院医师提供门诊服务，直到 2004 年才允许医院开放专业化的门诊专科服务，患者可以在门诊和住院间自由选择。改革后的德国医疗保障体系提供了多样化的供给服务，以规范治疗、合作分工保证服务质量。

日本针对医疗资源配置不合理等问题，搭建了相互协同的三级医疗圈。以市町村为基础发展一级医疗圈，同时制定一人医疗法人制度，即只要一名医师即可开设具有法人资质的诊所，降低了私立诊所的准入门槛，增加了边远农村医疗服务的可及性；再将邻近的几个市町村合并为二级医疗圈；而三级医疗圈主要作为对二级医疗圈的补充。此外，日本将医院功能划分为特定功能医院和康复医院。其中，特定功能医院主要限定在大学附属医院和国有医疗研究机构，其职能定位为接收疑难重症患者，一般没有门诊服务，同时还负责先进医疗技术的引进、开发和研究工作，而康复医院则定位为接收需要长期疗养的慢性病患者。随后，日本又提出了区域医疗支援医院这一全新功能的医疗服务机构的概念，主要职能为提供带有上下转诊机制的医疗服务、建设区域内医疗资源和设备共享平台、提供急救以及医师培训和临床进修。日本目前正致力于将医疗服务和长期护理服务进一步整合，将服务重心由机构向居家转变，最终形成集保健、医疗、康复、家庭访问、家庭护理一体化、区域化的整合型服务模式。

5.1.4　我国的医疗服务体系整合实践

我国现行的三级医疗网络并不是一种真正有序、有效的医疗服务体系，而是按照居民的身份属性强制性行政分配的一种不公平的医疗分配制度。长期以来，我国医疗服务体系普遍存在部门分割、医疗机构各层级间定位模糊不清、功能重叠、缺乏互动与协调等问题；整个医疗服务体系以医院为核心，大型公立医院在经济效益驱动下过度扩张、相互竞争，基层医疗服务机构被边缘化；医疗服务以治疗为核心，缺少全周期的健康服务。这些问题一方面使就医流程和环节越发复杂，另一方面使优质资源分布不均衡，大量医疗资源被浪费，最终导致医疗价格和费用的不合理上涨。基层医疗卫生机构发展仍然薄弱，患者及资源过多地集中在大型公立医院，导致"看病难、看病贵"问题日益严重。随着人们对医疗服务的需求和期望值不断提高，建立一个有序、高效的医疗服务体系是当务之急。

近年来，我国政府不断加强对医疗卫生的投入，其中一个重要目的就是建立协调的医疗服务网络体系，调整医疗资源布局。2009 年启动的新一轮医药卫生体制改革计划，提出探索加快形成多元化办医格局的有效途径，构建协同发展的医疗服务体系。主要策略是深化公立医院改革，激励城市公立医院参与基层医疗服务功能建设，建立医疗服务整合制度等。近年来国家大力推进的分级诊疗制度、医联体建设、家庭医生签约服务、鼓励民营资本参与社会办医等都是医疗体系整合的具体化表现。2016 年中共中央、国务院印发《"健康中国 2030"规划纲要》，将改善全民健康作为卫生系统的主要战略目标，进一步强调完善区域卫生服务规划，整合区域内医疗资源，为患者提供预防、诊疗、康复、临终关怀一体化的连续性健康服务，建立高价值的医疗卫生服务体系。2020 年 7 月，国家卫生健康委员会发布《关于印发医疗联合体管理办法（试行）的通知》，为医联体的规范化建设指明了方向。经过多年发展，国家和地方在整合医疗卫生服务体系方面均进行了大胆探索，形成了上海市、深圳市等为代表的城市整合型医疗卫生服务体系，以及安徽天长紧密型县域共同体等新型医疗服务体系。

上海市医疗卫生机构广泛参与的整合组织有两种：一是基于需方选择，于 2015 年 11 月起推行"1＋1＋1"组合签约，即与 1 家社区卫生服务中心、1 家区级医院、1 家市级医院签约，签约居民可获得慢性病长处方、延伸处方及非基本药物的医保药品等服务，预约优先转诊服务以及针对性健康管理服务；二是从供方角度，全市组建了 55 个区域医联体，所有三级医院和社区卫生服务中心以及约 80% 的二级医院参与建设。同时，上海市选择较为薄弱或人员短缺、矛盾突出的学科建设专科联合体，首先开展探索的是儿科医联体。上海市依托三级儿童专科医院和具有儿科优势的综合医院，在全市构建了东、南、西、北、中五大区域儿科联合体，统筹床位和人员安排，推进远程医疗协作、标准化示范门诊建设、高危儿管理网络等专项工作，将优质儿科医疗资源辐射到基层。之后妇产、肿瘤、血液等专科医联体也陆续建立。此外，上海市针对脑卒中、高血压、糖尿病三种慢性病，依照疾病特点，构建了"三级——二级——社区"防治体系，建立相应的风险评估体系和诊疗、转诊规范，实现了社区首诊、医院开设专病门诊和转诊绿色通道，包含了预防、干预、救治、护理等各类机构的服务网络和服务团队，从临床技术层面重塑了疾病就诊模式。

深圳市从 1996 年开始，以"院办院管"模式发展社区健康服务体系，由政府投资、公立医院举办，建设社区健康服务机构，推进医院与所属社区健康服务机构融合发展。2015年开始，深圳市以罗湖区为试点，以产权为纽带，整合区属医疗卫生机构资源，组建基层医疗集团，实现人、财、物统一管理，优化资源配置，增强基层实力，推动医疗卫生工作重心下移、资源下沉。在罗湖模式成功的基础上，深圳市开始探索建立以"区域医疗中心 + 基层医疗集团"为主体的整合型医疗服务体系。区域医疗中心以市属医院为主体，定位是提高疑难危重症诊疗水平、带动区域整体医学水平提升；基层医疗集团以区属医疗卫生机构为主体，定位是全方位全周期保障市民基本医疗卫生服务。区域医疗中心与基层医疗集团以分级诊疗为纽带组团运营，形成分工协作、上下贯通的服务共同体，提高医疗服务的连续性、协同性和可及性。

安徽省天长市于 2012 年组建了县域医共体，形成以县医院为龙头、以乡镇卫生院为枢纽、以村卫生室为基础的三级医疗卫生机构分工协作机制，通过对农村医疗服务体系的纵向整合，实现了县、乡、村的一体化管理。在医联体内设立理事会，统一进行运营方针、资产配置、人事管理等重大决策。推行按人头总额预算包干的医保支付方式，以促进合理就医格局。统一安排内部人员的培训、进修、晋升、调配等工作，并设置流动岗位进行人才的沟通交流、技术帮扶等。

开通上下转诊平台，畅通双向转诊路径。开展远程医疗服务，利用信息化手段帮助基层提高医疗服务质量和能力。

在各地各类医联体发展的基础上，2019年国家顶层设计了以国家医学中心为引领、以国家区域医疗中心为骨干的国家、省、市、县四级医疗服务新体系，构建了覆盖更广、层级更高的整合型区域医疗服务体系发展模式。国家医学中心定位在疑难危重症诊断与治疗、高层次医学人才培养、高水平基础医学研究与临床研究成果转化、解决重大公共卫生问题、医院管理等方面代表全国顶尖水平，具备国际竞争力，并在国内能发挥牵头作用，引领全国医学技术发展方向、为国家政策制定提供支持，带动全国医疗、预防和保健服务水平提升。国家医学中心在全国范围内根据重大疾病防治需求，按学科类别进行设置。原则上在每个省（自治区、直辖市）建设一家综合性国家区域医疗中心；同时分别在华北、东北、华东、中南、西南、西北六个区域，按照专科类别设置相应的国家区域医疗中心。

国家医学中心和区域医疗中心的建立，有利于整合有限的医疗资源，最大限度地发挥医疗资源和资金的作用，实现效益和效率的最大化。同时医疗中心可以更好地发挥医疗技术、学科人才、科研水平的带头作用，整合区域内的医疗资源，推进区域内医疗服务和医疗资源共享，使患者在不同级别的医院都能得到系统的、规范化的治疗，进而提升区域医疗的整体水平。

5.2 价值驱动的医保战略性购买新思路

5.2.1 医保战略性购买的基本内涵

1. 医保战略性购买的基本概念

所谓医保战略性购买，是指医保利用强大的购买力来实行对医药服务的巨大引导、约束和激励作用，促使医药服务领域产生根本性的变革（特别是在医药领域自身改革难以获得突破性进展的困境下），逐步走上良性可持续发展之路。医保战略性购买发挥作用并非依托行政权力，而是依赖经济手段，强调充分利用市场机制和竞争机制。

医保战略性购买，通常是"打包付费"，即综合性、整体性购买，这是相对一般性购买，即被动埋单式购买（最常见的如按项目付费）而言的。战略购买与一般购买的区别在于，战略购买关注的是资源消耗的成本（即成本效益）和总体价值，而不是某个或某些药品、材料的价格。换句话说，战略购买就是以价值为取向的整体性购买。

2010 年，世界卫生组织发布报告《卫生系统筹资：实现全民覆盖的道路》，此后全民健康覆盖（Universal Health Coverage，UHC）受到越来越多的关注，成为很多国家努力的目标和方向○。全民健康覆盖是指所有人都能获得适当的卫生服务，且不会因此陷入经济困难○。当前，已经有越来越多的共识：如果要实现全民健康覆盖，卫生服务的购买必须更加积极和具有战略性○。

2. 我国探索医保战略性购买的现实情境

中国医改的核心是构建以人为本的整合型服务模式。2019年，国家卫生健康委员会主任马晓伟在十三届全国人大二次会议第二次全体会议的"部长通道"上向媒体直言："分级诊疗制度实现之日，乃是我国医改成功之时。"可以看出，建立分级有序的整合式医疗服务体系是医改系统工程的核心，换言之，这项工程也是当前医改工作的难点。

作为医疗服务市场的主体之一，医疗保险机构与医疗机构的定位及互动关系一直是人们关注的焦点。然而，无论从经济发展的角度，还是从个人生存的角度，医疗保障的终极目

○ 赵斌. 国际社会医疗保障制度发展趋势：走向"战略性购买"[J]. 中国医疗保险，2016, 99 (12)：17-21.

○ XU W, VAN DE VEN W. Purchasing health care in China：Competing or non-competing third-party purchasers? [J]. Health Policy, 2009, 92 (2-3)：305-312.

○ WAGSTAFF A. Social health insurance reexamined [R]. Washington DC：World Bank. Policy, 2007.

标都不是"看得起病""看得好病",而是健康("少生病"),这是社会发展和个人生存最根本的福祉,也是"健康中国2030"战略的题中之义[⊖]。2020 年 2 月,中共中央、国务院《关于深化医疗保障制度改革的意见》提出"紧密型医疗联合体总额付费""发挥医保基金战略性购买作用,推进医疗保障和医药服务高质量协同发展"。因此,医疗保障制度应充分发挥第三方购买者职能,约束医疗机构行为并引导医疗资源配置。

随着以城镇职工医疗保险和城乡居民基本医疗保险为核心的基本医疗保障制度不断完善,我国全民医保体系初步建成,基本医保体系具备了更强有力的购买实力,真正成为我国基本医疗服务的主要支付方,这从理论层面为医保制度实行战略性购买奠定了基础。2018 年,国家医疗保障局正式挂牌成立,各项医疗保障制度实现了统一管理,进一步从管理职能上保障了针对医药服务方的整体购买和支付的可行性,具备了可以实质影响医改的战略性作用。可以说,这两个层面构成了当下医保战略性购买必须发挥、也有能力发挥引领医改作用的历史契机。在新时代医疗保障改革发展中,医保战略

⊖ 顾雪非,刘小青. 从数量到价值:医保支付如何驱动医疗卫生体系整合 [J]. 卫生经济研究,2020,37(1):7 – 10.

性购买将承担极为重要的功能，其在推动医药供给侧改革、促进三医改革系统集成上必将发挥至关重要的作用。

5.2.2　医保战略性购买的主要内容

医保的战略性购买涉及三个问题："购买什么""向谁购买""如何购买"。"购买什么"是指医保如何利用自身的购买力影响医保所支付的医药服务范围，包括应该购买哪些服务、药物和干预，在可及的情况下成本分担和转诊如何安排是恰当的体现；"向谁购买"是指从哪些提供方购买以及如何选择这些提供方，体现在对为参保人服务的医药服务机构的选择（定点）和（协议）管理上；"如何购买"是指甄别最恰当的支付方式，也就是选择采用怎样的支付价格和支付方式，以及哪些契约责任和激励能增加提供方的绩效。

具体来说，实践中的医保战略性购买主要在四个方面展开：医保医药目录的动态调整（购买什么），医药服务机构的医保准入、协议管理和退出（向谁购买），药品、医用耗材的集中招标采购和价格管理（如何购买），以及最为重要的，整体购买医药服务的支付方式改革（如何购买）。

医保战略性购买的主要内容如图 5－1 所示。

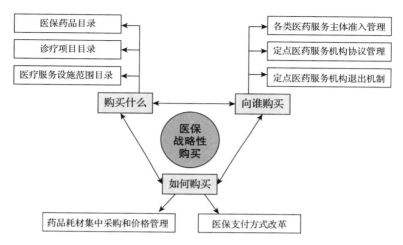

图 5 - 1　医保战略性购买的主要内容

　　除此之外，医保战略性购买还需要依托强大的信息系统和治理能力作为支撑。信息系统主要涉及应该生成哪些信息，以及如何管理、分析、运用这些信息来实现略性购买，包括临床数据和费用数据、服务质量相关数据和服务提供的产出数据[⊖]。治理是指如何管理购买机构以确保它们负责，以及如何协调多个购买机构的关系[⊜]。有效的治理安排能够协调购买市场，也能够管理不同利益相关者的利益。

　　⊖　张小娟，施文凯. 我国医保战略性购买的实践与关键问题分析[J]. 中国医疗保险，2021，149（2）：48 - 54.

　　⊜　MATHAUER I, DALE E, MEESSEN B. Strategic purchasing for Universal Health Coverage：key policy issues and questions[R]. Geneva：World Health Organization，2017.

5.2.3 医保战略性购买的实践

为推动战略性购买从理论到实践，我国开展了大量的探索工作，并且伴随着国家对于医疗卫生体制改革的全面铺开和深入推进，战略性购买的思想已经被嵌入到多项改革工作中去，成为我国医改领域实践的重要指南。

医保战略性购买最成功的政策实践就是前文提到的，由国家医保局主导的药品耗材集中带量代购。从 2018 年至今，国家医保局已组织 5 次集采（见表 5 - 1），参与品种价格的平均降幅为 50%，有些品种降价超过 95%。随着政策推进，集中采购覆盖的品种和地域不断扩展，药品的中标价格屡创新低，大幅节省了医保费用，也改变了市场的竞争格局[○]。

表 5 - 1　国家药品集中采购情况

时间	批次	范围	拟采购品种	中选品种	降价幅度
2018 年 12 月	"4 + 7" 城市药品带量集中采购	北京、天津、上海、重庆和沈阳、大连、厦门、广州、深圳、成都、西安共 11 个城市	31	25	平均降幅为 52%

○　陈志洪，徐宏. 中国药品集中采购政策解读与实证分析 [J]. 系统管理学报，2021，30（1）：170 - 179.

（续）

时间	批次	范围	拟采购品种	中选品种	降价幅度
2020 年 1 月	第二批国家药品集中采购	全国各省份和新疆生产建设兵团	33	32	平均降幅为 53%
2020 年 8 月	第三批国家药品集中采购	全国各省份和新疆生产建设兵团	56	55	平均降幅为 53%
2021 年 2 月	第四批国家药品集中采购	全国各省份和新疆生产建设兵团	45	45	平均降幅为 52%
2021 年 6 月	第五批国家药品集中采购	全国各省份和新疆生产建设兵团	62	61	平均降幅为 56%

数据来源：上海阳光医药采购网、中国医疗保险。

　　而在耗材集中采购方面，以临床用量大、价格昂贵、产品成熟标准化程度高的冠脉支架为起点的国家级高值耗材带量采购工作正在顺利推进。2021 年 9 月 14 日，国家再次组织第二批人工关节集中带量采购，拟中选髋关节平均价格从 3.5 万元下降至 7000 元，膝关节平均价格从 3.2 万元下降至 5000 元，平均降价 82%。

　　可以说，药品耗材集中采购是我国政府为保障人民群众健康，在充分保障临床疗效一致性和质量的基础上，通过国家层面的"团购"策略来降低药品和耗材价格，充分体现了价值导向的购买策略，并据此进一步重塑医疗服务市场。

除此之外，前文提及的抗癌药医保准入谈判是医保实现战略性购买的另一个范例。世界卫生组织国际癌症研究机构发布报告称，近年来全世界罹患癌症的人数在"迅速增长"，仅2018年一年就新增1810万病例，死亡人数高达960万。我国是抗癌负担较重的国家，发病率和死亡率持续走高。根据国家癌症中心披露的最新数据，全国每天约1万人确诊癌症；肺癌为发病率、死亡率双率第一[○]。癌症已成为继心脑血管疾病之后主要的死亡原因和公众健康问题。过高的治疗费用，是我国癌症死亡率居高不下，并且不断上升的主要原因之一。而药物费用在整个癌症治疗中占比最高，超过60%[○]。《我不是药神》的热映，引发了从政府高层到社会各界对高价抗癌药问题的广泛讨论。

2018年5月1日起，国家为降低抗癌药价打出一系列"组合拳"：进口药品实行零关税、对已纳入医保的抗癌药实施政府集中谈价、采购以及对未纳入医保的抗癌药实行医保准入谈判。同年8月17日，国家医疗保障局发布《关于发布2018年抗癌药医保准入专项谈判药品范围的通告》，确认12

○ 郭师绪. 17种抗癌药纳入医保：医药创新待突破 [J]. 新产经，2018，97（11）：69–71.

○ 同○.

家企业的 18 个品种纳入 2018 年抗癌药医保准入专项谈判范围，共有 17 种抗癌药纳入"国家基本医疗保险、工伤保险和生育保险药品目录（2017 年版）"乙类范围，并确定了医保支付标准（见表 5–2）。此次谈判纳入的药品范围覆盖了 12 种实体肿瘤药和 5 种血液肿瘤药，最小降幅也达到了 31%，降幅最大的达到 80%，平均降幅达到 56.7%。

表 5–2　17 种新纳入医保抗癌药名单

药品名称	药品规格	医保支付标准	中标价格	降幅	限定支付范围
阿扎胞苷	100 毫克/支	1005 元	2625 元	62%	骨髓增生异常综合征/慢性粒—单核细胞白血病/急性髓性白血病
西妥昔单抗	100 毫克（20 毫升）/瓶	1295 元	4400 元	71%	结直肠癌
阿法替尼	400 毫克/片	200 元	328 元	39%	非小细胞肺癌
	30 毫克/片	160.5 元	264 元	39%	
阿昔替尼	5 毫克/片	207 元	704 元	71%	肾细胞癌
	1 毫克/片	60.4 元	200 元	70%	
安罗替尼	12 毫克/粒	487 元	885 元	45%	非小细胞肺癌
奥希替尼	80 毫克/片	510 元	1760 元	71%	非小细胞肺癌
克唑替尼	250 毫克/粒	260 元	890 元	71%	非小细胞肺癌
	200 毫克/粒	219.2 元	749 元	71%	
尼洛替尼	200 毫克/粒	94.7 元	304 元	69%	慢性髓性白血病
	150 毫克/粒	76 元	241 元	68%	

（续）

药品 名称	药品规格	医保 支付标准	中标 价格	降幅	限定 支付范围
培唑帕尼	200 毫克/片	160 元	457 元	65%	肾细胞癌
瑞戈非尼	40 毫克/片	196 元	360 元	46%	肝细胞癌/转移性结直肠癌/胃肠道间质瘤
塞瑞替尼	150 毫克/粒	198 元	749 元	74%	非小细胞肺癌
舒尼替尼	12.5 毫克/粒	155 元	454 元	66%	肾细胞癌/胃肠间质瘤/胰腺神经内分泌瘤
维莫非尼	240 毫克/片	112 元	210 元	47%	黑色素瘤
伊布替尼	140 毫克/粒	189 元	925 元	80%	套细胞淋巴瘤/慢性淋巴细胞白血病/小淋巴细胞淋巴瘤
伊沙佐米	4 毫克/粒	4933 元	22473 元	78%	多发性骨髓瘤
培门冬酶	5 毫升:3750IU/支	2980 元	4310 元	31%	儿童急性淋巴细胞白血病
奥曲肽	30 毫克/瓶	7911 元	13100 元	40%	胃肠胰内分泌肿瘤/肢端肥大症
	20 毫克/瓶	5800 元	9600 元	40%	

抗癌药医保准入专项谈判充分体现了医保对优质创新药的战略性购买职能，通过集中谈判，大部分进口药品谈判后的支付标准低于周边国家或地区市场价格，极大地提升了癌症患者的经济可及性。

此外，随着医疗服务供给侧改革的推进和整合型医疗卫生服务模式的兴起，相应的支付体系探索也逐渐从分散支付走向整体支付，较为典型的模式就是捆绑支付（Bundled Payment）。捆绑支付，又被称为打包付费（Packaged Pricing）、按治疗事件支付（Episode — Based Payment）等，是指对多个提供者联合提供的一整套医疗服务按照一个预先确定的付款金额支付医疗费用⊖。在这种模式下，"多个提供者"共同对临床费用、医疗服务质量、治疗结果等负责。医疗费用在这些提供者之间按照一定的原则和方法进行分摊。"一整套医疗服务"涉及整个疾病治疗过程的各个环节，既包括急性期的护理，也包括对慢性疾病的预防和后期康复治疗⊖。

　　前面所说的 DRG/DIP 支付以及按人头支付都可认为是捆绑支付的一种形式，但是这两种方式都只涉及一个服务提供者，而捆绑支付的主要特点是可能涉及多个提供者，医疗费用在各个提供者间进行分配。同时，"捆绑"的范围除了包括疾病治疗，还包括预防评估、术后康复护理等多个环节，因此可在按病种或按人头付费的基础上，改善现有的不同医疗机构之间各自为战、碎片化的诊疗模式，促进医疗机构之间的协调合作，避免机构间的推诿及费用转移，提高整体医疗

　　⊖　NorthCarolina Medical Society. The bundled payment guide for physicians［EB/OL］.（2016 – 11 – 29.）

　　⊖　吴伟旋，向前. 捆绑支付对我国医疗卫生领域供给侧改革的启示［J］. 中国卫生经济，2017，36（7）：22 – 24.

服务质量[⊖]。实施捆绑支付前必须弄清楚捆绑的内容，包括医疗事件的出发点和终点、患者入选条件、医疗服务提供者以及引起患者移除捆绑项目的条件。捆绑支付要求提供者承担特定治疗服务相关的成本风险[⊜]。目前以美国为代表的发达国家在整合式支付方面已经逐步从理论走向实践，形成了一系列成功的项目实践。

美国捆绑支付的实践试点如下所示：

2013 年，美国 CMS 发起了"医疗改善捆绑支付"（Bundled Payments for Care Improvement，BPCI）项目。BPCI 由四种宽泛的医疗模式组成，将在一个治疗过程中的多个服务提供者与费用支付联系起来。

根据捆绑支付所针对的服务类型和服务疗程持续的时间，支付病例可被分为四个主要模式：急性住院服务（模型 1）、急性住院期及住院后服务（模型 2）、急性住院后服务（出院为起点，出院后的 30 天、60 天或者 90 天内终止）（模型 3）、急性住院服务全流程（住院期间接受的所有服务以及出院后 30 天内的再入院费用）（模型 4）。其中模型 1 仅针对急性住

⊖ 叶婷，贺睿博，张研，等. 荷兰捆绑支付实践及对我国卫生服务整合的启示 [J]. 中国卫生经济，2016，35（10）：94 - 96.

⊜ 蔡红兵，汪梦碧，龚时薇. 美国医疗保险的创新支付模式：捆绑支付的实施效果与经验分析 [J]. 中国卫生经济，2017，36（2）：94 - 96.

院期间进行的支付，模型2、3、4包括了住院期间和出院后两个阶段的服务支付。此外，前三种模式均为回顾性支付，第四种为前瞻性支付。

目前，BPCI计划已经覆盖美国绝大部分地区，尤其是东部地区（见图5-2）。

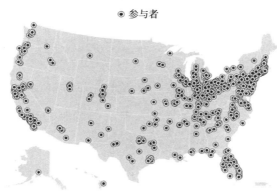

⊙ 参与者

来源：CMS

图5-2 BPCI计划参与者分布

2020年6月17日，《英国医学杂志》（*British Medical Journal*）发表了一项针对美国BPCI实施三年后的大型准实验效果评估[⊖]，选择急性心肌梗死、充血性心力衰竭、慢性阻塞性肺

⊖ ROLNICK J A，LIAO J M，EMANUEL E J，et al. Spending and quality after three years of Medicare's bundled payments for medical conditions：quasi-experimental difference-in-differences study［J］. BMJ，2020，369.

病（COPD）和肺炎四种常见病，结果发现参与 BPCI 可减少疾病发作的总支出，使护理机构的住院天数减少 6.2%，熟练护理支出减少 6.3%，家庭医疗支出增加 4.4%。90 天的死亡率没有显著变化。

荷兰慢性病捆绑支付模式如下所示：

为解决慢性病服务中出现的碎片化、不协调、不连续的问题，2007 年荷兰在 10 个卫生服务团队（Care Group）中实施了针对 2 型糖尿病的捆绑支付实验，并于 2010 年将捆绑支付在全国推广到糖尿病、COPD 和血管风险管理[一]。卫生服务团队是荷兰卫生服务体系中新兴的服务提供体，由多种服务提供者组成，绝大多数为全科医生所有，卫生服务团队对签约的患者不仅承担临床责任，也承担经济责任。捆绑支付包括两级谈判和签约。一级是保险公司与卫生服务团队进行谈判，决定患者一年内因特定疾病（糖尿病、COPD、血管风险管理）所需的全部费用（不包括住院费用、药物费用、医疗器械和诊断费用），另一级是卫生服务团队和个体服务提供者谈判，将服务进行转包并支付费用。具体如图 5-3所示。

　⊖　叶婷，贺睿博，张研，等. 荷兰捆绑支付实践及对我国卫生服务整合的启示 [J]. 中国卫生经济，2016，35（10）：94-96.

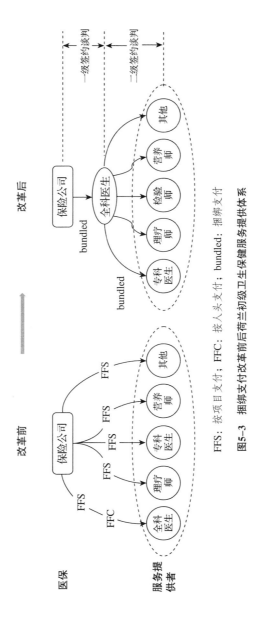

FFS: 按项目支付；FFC: 按人头支付；bundled: 捆绑支付

图5-3 捆绑支付改革前后荷兰初级卫生保健服务提供体系

正如前文所述，我国关于整合医疗服务模式的探索已经持续多年，并逐渐形成了城市医疗集团、县域医共体、跨区域专科联盟和远程医疗协作网四种主要模式。而另一方面，在医保支付方式改革方面，为了破除原先按项目付费的弊端，我国在政策设计中先后试点探索按人头付费、按病种付费、按床日付费、总额预付（或总额控制）等多种支付方式。这些模式在内容上都体现了对患者所需服务的打包，因此可统称为"打包付费"，区别在于打包程度（支付单元）的不同⊖。同时，这些支付方式均为针对单一的医疗机构的支付，并未实现不同机构间服务的打包供给。

随着当前我国医疗卫生服务体系整合进程的加快，我国的医保支付体系也必将从对单一医疗机构的分散支付，转变为面向医联体的整体支付，建立基于价值的整合型医疗服务体系的支付方式，并以医保支付为杠杆，推动医疗机构之间的协作。目前，我国在针对医联体的医保支付方式中，以总额预付制为主，各地会根据不同情况结合其他付费方式。比如，重庆市黔江区在医联体内实行总额预付的基础上，同时开展按病种付费；山东省东营市针对医联体结合按床日、按人头

⊖ 顾雪非，刘小青. 从数量到价值：医保支付如何驱动医疗卫生体系整合［J］. 卫生经济研究，2020，37（1）：7-10.

等进行定额分值结算等。鉴于金华市在改革上取得的显著成效，浙江省作为全国医保支付改革的样板省份进一步先行先试，2019 年 7 月正式公布《关于推进全省县域医共体基本医疗保险支付方式改革的意见》，在全省范围内开展县域医共体支付方式改革探索。

第 6 章　价值医疗的未来展望

6.1 价值导向下的创新医学技术评估

创新医学技术应走出传统医学模式，走向循证医学和价值医学。

传统医学是根据经验用一种药物治疗某种表象，忽视了疾病的本质和患者的预后。而"走向循证医学"意味着：当我们推广某种药物或者治疗方式时，要看它与传统治疗相比，能不能让患者活得更久、活得更好，不但要延长生命，还要提高生活质量，改善预后。

医生的职业价值和生物技术的价值一定要体现在让患者和社会获益，这就是价值医学。什么是价值？价值不是你能治疗完全闭塞性病变，他能治疗分叉性病变……医生应该坐下来想清楚：你所采用的医疗手段会给患者和社会带来什么？如果医生想不清楚这个问题，而是把价值认定为高难技术的应用、职称的晋升，那么这是对社会不负责任。医生不从患者利益出发，而是一味地使用高难技术，只因为它们新或者收费高，甚至只因为自己擅长，就不是一个称职的医生。

在治疗时，医生不能一厢情愿，不能给患者强加"你要不这么做，就没救"的想法。譬如近 5 年来，在治疗心血管疾病方面，我国几乎是 100% 地使用药物支架，这是在任何一个国家都没有看到的。药物支架有其先进的一面，同时也有其不利的一面，比如会引起血栓。我国支架数每年递增 30%，已经突破 30 万个，很快就可能成为除美国以外支架用量多的国家，而且用的大多都是最贵的、存在血栓隐患的支架。那么，做了这么多支架后，患者身上究竟发生了什么？是否真的提高了患者的生活质量呢？对于这些问题的探究，我们根本没有令人信服的数据。相比之下，日本、美国、英国都有这方面的数据。美国和英国的资料表明：12% 的稳定冠心病患者不需要放支架；38% 的患者可放可不放，用药就够了；只有一半的患者确实需要放支架。类似的相关研究才是我国目前缺少而我们的医生应该正视的。

6.2　价值导向下的医疗供给新模式

建立价值导向型的医疗服务体系是未来医改的核心目标。近年来，随着医疗供给侧改革的不断深化，未来医疗服务供给体系将面临以下几个重大变革：一是分级诊疗改革的推进和以人为本的整合式医疗服务体系的构建，改变了不同级别医院间的竞争关系；二是以患者全流程治疗为支付单元的打包付费模式，包括门诊的按人头支付和住院的按病组支付，建立以成本控制和质量提升为重心的新支付方式；三是药品耗材的集中采购和重点药品的国家级谈判，大幅压缩流通领域的虚高差价，促进产品原始价值的回归。同时，随着 2020 年新冠疫情的暴发和后续疫情防控工作的需求，以互联网医疗为主的线上医疗服务新模式正在蓬勃发展，对现有的服务供给体系形成有益补充和拓展，进一步重塑了我国医疗服务市场的新格局。

国务院办公厅印发的《关于推动公立医院高质量发展的意见》文件提出要经过 5 年努力，实现发展方式从规模扩张向质量效益转变，这一重磅文件可说为"十四五"期间公立医院的改革指明了方向，明确了要求。该文件关于"构建公立医院高质量发展新体系"明确提到，发挥公立医院在城市医疗集团中的牵头作用和发挥县级医院在县域医共体中的龙头作用，可见紧密型医联体和医共体将是未来我国分级诊疗的主要发展模式。联合体内成员单位间将变竞争为合作，通过加强协作，以学科为纽带，以业务为抓手，以信息为支撑，形成特色鲜明、专业互补、错位发展、有序竞争的发展格局，为群众提供一体化、连续性的医疗服务。

如果说分级诊疗是宏观层面上对医疗服务供给侧整体的重塑，那么医保 DRG/DIP 付费的推行将是微观层面对医院个体运营模式的引导扭转，通过改变医院财务管理模式，从而影响医院整体运营理念。临床管理标准化、规范化被倡导了很多年，但一直未得到很好的执行，主要原因在于以往医保付费方式下医院和医生普遍缺乏执行的动力。而今在 DRG/DIP 支付方式下，医院收入将被重新核算。医保通过重新制定支付的基础单元，对每个打包病种制定相应的支付标准。超过支付标准后，医保不能全额偿付医院，将对医院收入增长带来明显限制。此种情况下，医院只有加强医疗成本控制，拉开成本和收入之间的差距，才能获得更多结余，才能有机会将这部分结余应用到学科建设、人才培养等方面，从而最终实现《关于推动公立医院高质量发展的意见》中要求的"三个转变""三个提高"的目标。

当前，具有争议性和冲击性的是药品耗材的集采措施。目前，全国五轮药品集中采购政策覆盖的品种已超 200 个，涉及的市场容量高达 2200 亿元，占公立医疗机构全部化学药品采购金额的 30%。而随着国家药品集采进入常态化，集采药品的市场规模也将越来越大。随着集采的常态化推进，医药行业的洗牌节奏仍将持续。在此背景下，对于许多药企来说，收入和利润空间都将受到挤压，市场占有率下滑的趋势将难以避免。与此同时，中标企业断供受罚、产品质量下降等风波也一直是围绕在集采上的争议焦点。

集采的特殊性，导致集中招采这类模式仅适用于具有竞争的仿制药。对企业而言，集中招采带来的销售量的提升不是取胜之道，重视研发、提升质量、积极创新将是未来药品器械企业的出路。同时，因为国家集采药品将覆盖全国所有地区，对企业的产品质量、产能供给和成本控制的要求更高，所以企业会面临更大竞争压力，这将有利于推进行业优化重组，逐步改变行业规模偏小、品质偏低的局面，推动行业规模化、集约化和现代化发展。此外，国家组织药品集采和使用工作的全面开展将有力地促进国内医药企业转型升级、推进药品供给侧结构改革、提高行业集中度。从近两年的情况来看，当前药企转型的路径主要有两个方向，分别是加速创新药研发和开拓非医保市场。目前，众多把目标转向创新药研发的企业，正试图把产品线调整到未来更具备竞争格局的赛道，实现从全国集采常态化政策中受益。

6.3 价值导向下的医保管理新变革

国内外价值医疗发展与试点有如下启示。

1. 国家战略引领和高位推动是推进价值医疗的重要保障

国家战略引领和高位推动对于价值医疗实践至关重要。推行价值医疗意味着要深刻变革既往长期形成的、以疾病为中心的粗放式服务模式，必将触及利益固化的藩篱，面临路径依赖的痼疾。结合中国的实际情况，医药卫生体制改革进入"深水区"和"攻坚期"，需要从国家层面制定价值医疗相关战略措施，破除体制机制障碍，高位推动各项政策落实，如此才有可能迈向价值医疗的新阶段。

2. 制定切合实际的实施路径是实现价值医疗的前提条件

总体来看，价值医疗目前尚处于探索阶段。无论是在理论上还是实践上仍有许多难题需要破解，是一项复杂的系统工程。因此，开展价值医疗实践必须规划适宜的实施路径。从宏观层面看，荷兰的局部试点→高层推动→国家战略的基本路径值得借鉴。从中观层面看，世界经济论坛和波士顿咨询公司共同发布的《医疗价值：为医疗体系转型奠定基础》报告提出的四阶段转型路径具有启发意义。

3. 多方参与的协同联动和激励相容机制是价值医疗实践的关键环节

根据德国的经验，价值医疗涉及诸多价值主体和利益相关方，只有建立起多方参与、协同联动的机制，才有可能实现激励相容，创造更多的价值。在此过程中，患者始终处于中心地位，增进患者的健康价值是最根本的出发点和落脚点。结合中国的实际情况，政府主管部门需要承担相应的领导职能和监管责任，搭建好公平、公正、公开的价值医疗沟通平台和协调机制。医保部门应当充分发挥战略性购买作用，通过治理模式和支付方式创新，建立有效的激励约束机制和多方利益协调机制，实现对服务提供者的价值引领，形成全链条的价值追求和创新驱动。卫生部门应当加快构建优质高效的整合型医疗卫生服务体系，明确不同级别和类型医疗卫生机构的功能定位，建立有效的分工协作机制，立足全人群和全生命周期，提供连续性、协调性、综合性的卫生健康服务。医疗卫生机构应当建立以患者为中心、以价值为导向的集约式服务模式，加强内部管理，提高服务质量，有效控制成本。医药企业应当通过提供有突出临床价值的产品以及与支付方达成双赢的风险共担机制，一起推动价值医疗的可持续发展。

4. 基于多元信息的循证评价是开展价值医疗的必要工具

从国际经验来看，信息系统建设是实现价值医疗的基础。基于结果及绩效的支付需要有效的数据测量体系和可靠的循证评价，通过科学选择和利用有价值的健康服务，设计适合不同人群的服务指南，评估服务效果，有利于持续优化干预措施。医疗质量指标的公开化不但有助于患者参与自身健康和医疗决策管理，并且为提供更高质量的医疗卫生服务创造了良性竞争的环境。在拥有完整数据体系的基础上，通过开发对标工具、建立对标分析体系，可以对不同服务提供者的服务质量和成本效益进行评估比较，从而识别出最佳实践，以此作为基准实现持续改进。

我国国内价值医疗实施也面临如下一系列障碍。

一是医疗卫生服务体系结构性失衡阻碍了价值医疗的有效实现。优质医疗资源主要集中于城市地区和大型公立医院，基层医疗卫生机构服务能力偏弱、不同级别不同类型医疗卫生机构之间协作不强等问题尚未发生根本性转变。以医院为中心、以治疗为导向的"碎片化"医疗卫生服务体系难以提供以人为本的优质、高效、协同、整合的疾病预防、诊疗和康复等服务，难以应对各类慢性病和新发传染病的挑战，成为实践价值医疗的主要阻碍。

二是供需双方激励约束机制不够合理，阻碍了价值医疗的持续推进。医保支付方式改革取得了积极进展，但医保的价值引领作用尚未充分发挥，医院过度追求床位规模、竞相购置大型设备、注重服务数量而非质量、忽视内部机制建设等粗放式发展问题仍未得到实质性遏制，长期以来形成的反向激励机制造成医院管理者缺乏关注质量和控制成本的足够动力。医保目录准入、医疗服务价格及其比价关系动态调整机制尚不完善，高价值创新技术和适宜技术的推广应用面临一定阻碍。薪酬激励机制尚待理顺，医务人员薪酬与医院、科室收入直接或间接挂钩的现象广泛存在，过度医疗、药物器械技术滥用等问题比较突出，对医疗质量提升和成本控制带来负面影响。患者在不同级别医疗机构就诊的价格差距和报销差距尚不足以撬动分级诊疗格局的形成，需求趋高、供需错配现象较为突出，不利于医疗服务价值的持续提升。

三是信息系统互联互通不足、医疗效果和成本测量体系及对标机制缺失，阻碍了价值医疗的系统评价。目前，我国医疗健康信息系统分散建设、多头管理、标准不一等问题依旧严峻，虽然全国所有省级全民健康信息平台已与国家级平台实现联通，但市级、县级平台建设较为滞后，医保、医疗等不同领域之间，各级各类医疗卫生机构之间以及各项业务功能之间，仍然存在诸多"信息孤岛"，尚不能满足数据有效利用、深度分析和业务协同的需要，难以为价值医疗提供充分的信息支撑。同时，我国尚未建立统一的医疗效果、质量和成本测量体系、标准和应用平台，尚未形成价值医疗最优实践的对标机制，无法系统、全面、持续地衡量和比较不同医疗卫生机构的价值医疗实践情况，难以为制定目标明确的有效干预措施和改善计划提供指导。

因此，我国实现价值医疗需要做到如下内容：

（1）推进整合医疗是实现价值医疗的重要途径。只有通过医疗、医保、医药的"三医联动"以及医疗与公共卫生的"医防融合"，加快构建优质高效的整合型医疗卫生服务体系，明确不同级别和类型医疗卫生机构的功能定位，建立有效的分工协作机制和激励相容机制，才能真正立足全人群和全生命周期，提供连续性、协调性、综合性的卫生健康服务，在宏观层面实现"改善人群健康、改善患者就诊体验、减少人均医疗费用"的价值目标，在微观层面实现"以较低成本取得医疗质量或医疗效果最大化"的价值医疗理念。

（2）通过三医联动建立激励相容机制是实现价值医疗的动力。根据沙阿等（2015）提出的 COST 框架，在医院实践价值医疗的核心是培养成本意识和渗透循证医学，这需要从文化（Culture）、监督（Oversight）、系统变革（Systems Change）、培训（Training）等多个方面统筹推进。文化方面，应当在个人和团队层面评估成本意识和资源管理状况；监督方面，要求在同行和组织层面有成本意识型决策的责任；系统变革方面，需要通过运用制度、政策、决策支持工具和临床指南来促进成本意识型决策；培训方面，应当提供临床医生需要的知识和技能，支持成本意识型决策。综上，最重要的还是要建立激励相容机制，即通过改变医保支付方式，从以治疗为中心的按项目付费向以健康为中心的按地区人头打包付费、按健康结果付费转变等外部治理和医院内部治理变革，使政府利益、患者利益和医疗机构利益协调一致，真正达到价值医疗的目标。

（3）卫生技术评估是实现价值医疗的技术手段。HTA 是指运用定性和定量的研究方法，从临床效果、经济效果、社会伦理、政治影响等方面对医疗卫生服务中使用的药品、器械、诊疗、程序以及相关的组织系统、政策措施等各项卫生技术和干预项目进行全面系统的评价，为不同层次的决策者提供卫生技术的信息和决策依据。HTA 可以：

1）指导卫生资源的优化配置。HTA 的作用是评估不同疾病干预措施或新兴卫生技术对人群健康、卫生费用、医疗服务体系和经济社会发展的潜在影响，筛选具有重大健康价值、社会价值和成本效益的卫生技术，并进行优先级排序，有利于优化卫生资源配置，为卫生健康事业发展规划、区域卫生规划、医疗机构设置规划等提供重要参考依据。

2）帮助进行医患共同决策和制定临床诊治指南。HTA 作为多价值评估和多维度决策工具，一方面可以针对患者个体特征构建预测模型，为患者提供不同治疗方案的短期和长期临床效果、成本、风险等相关信息，支持医患共同参与临床决策，制订符合患者偏好的诊疗方案，同时引导患者建立合理预期，帮助患者理性就医；另一方面可以针对同一疾病的不同治疗方案进行评估比较，遴选高价值方案，从而制定和优化临床诊治指南，规范诊疗行为，减少过度医疗和防御性诊疗。

3）为药品和医疗器械准入和价格谈判提供依据。HTA 可以对不同类型的医疗技术进行综合分析评估，从而为药品和医疗器械的准入和价格谈判提供依据。一方面，可以推动重大疾病治疗用药、儿童用药、急救抢救用药等具有较高健康价值的药品优先进入医保目录；另一方面，可以推荐具有较高成本效用的药品和医疗器械进入医保，并为专利独家药品、高值医用耗材等价格较高的卫生技术的医保价格谈判提供证据，从而合理控制高价技术的准入和支付，提高医保资金的使用效率。

4）对医疗、医保和药品等政策落地实施进行评估，及时完善相关政策。医疗、医保和药品等政策的落实通常需要考虑社会价值、经济价值、政治价值等多重价值维度。HTA 通过对各类政策所涉及的不同价值维度进行综合评估，有助于制定更加符合我国政治体制和经济社会发展实际的医疗、医保和药品政策。

5）帮助医院控成本增效率，最终实现价值医疗。在公立医院综合改革和医保支付方式改革持续深化的大背景下，公立医院绩效考核的重点将逐步转向控制成本、提高效率、改善质量、提升社会满意度等方面。HTA 在医院和科室层面的应用将为公立医院的规范化、专业化、精细化管理提供有力工具。医院卫生技术评估（Hospital-Based Health Technology Assessment，HB-HTA）主要用于评估医疗器械、医疗设备、新兴技术、临床疗法等在医院的使用价值，以避免采购非必要、低价值的医疗器械、医疗设备及卫生技术，从而在提高医疗质量、保障医疗安全的同时，减少资源浪费、控制运行成本、降低医药费用。